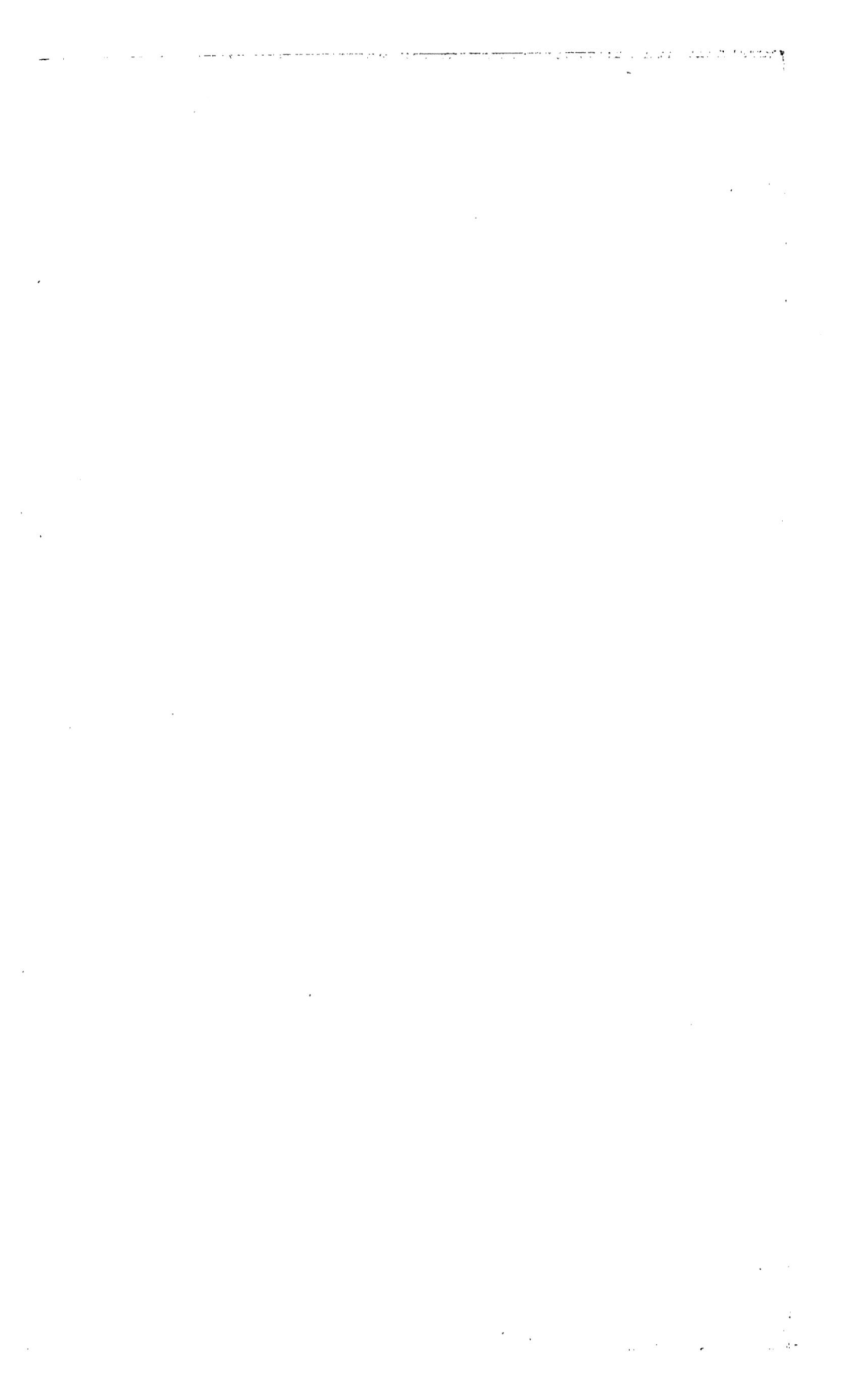

DES ANOMALIES DE NOMBRE

DE LA COLONNE VERTÉBRALE

CHEZ L'HOMME

PARIS. — TYPOGRAPHIE A. HENNUYER, RUE D'ARCET, 7.

DES ANOMALIES DE NOMBRE

DE

LA COLONNE VERTÉBRALE

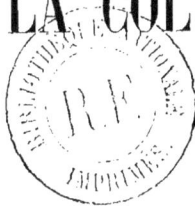

CHEZ L'HOMME

PAR

M. PAUL TOPINARD

PARIS

ERNEST LEROUX, ÉDITEUR

LIBRAIRE DE LA SOCIÉTÉ ASIATIQUE DE PARIS, DE L'ÉCOLE DES LANGUES ORIENTALES VIVANTES
DES SOCIÉTÉS DE CALCUTTA
DE NEW-HAVEN (ÉTATS-UNIS), DE SHANGHAI (CHINE), ETC.
28, RUE BONAPARTE, 28
—
1877

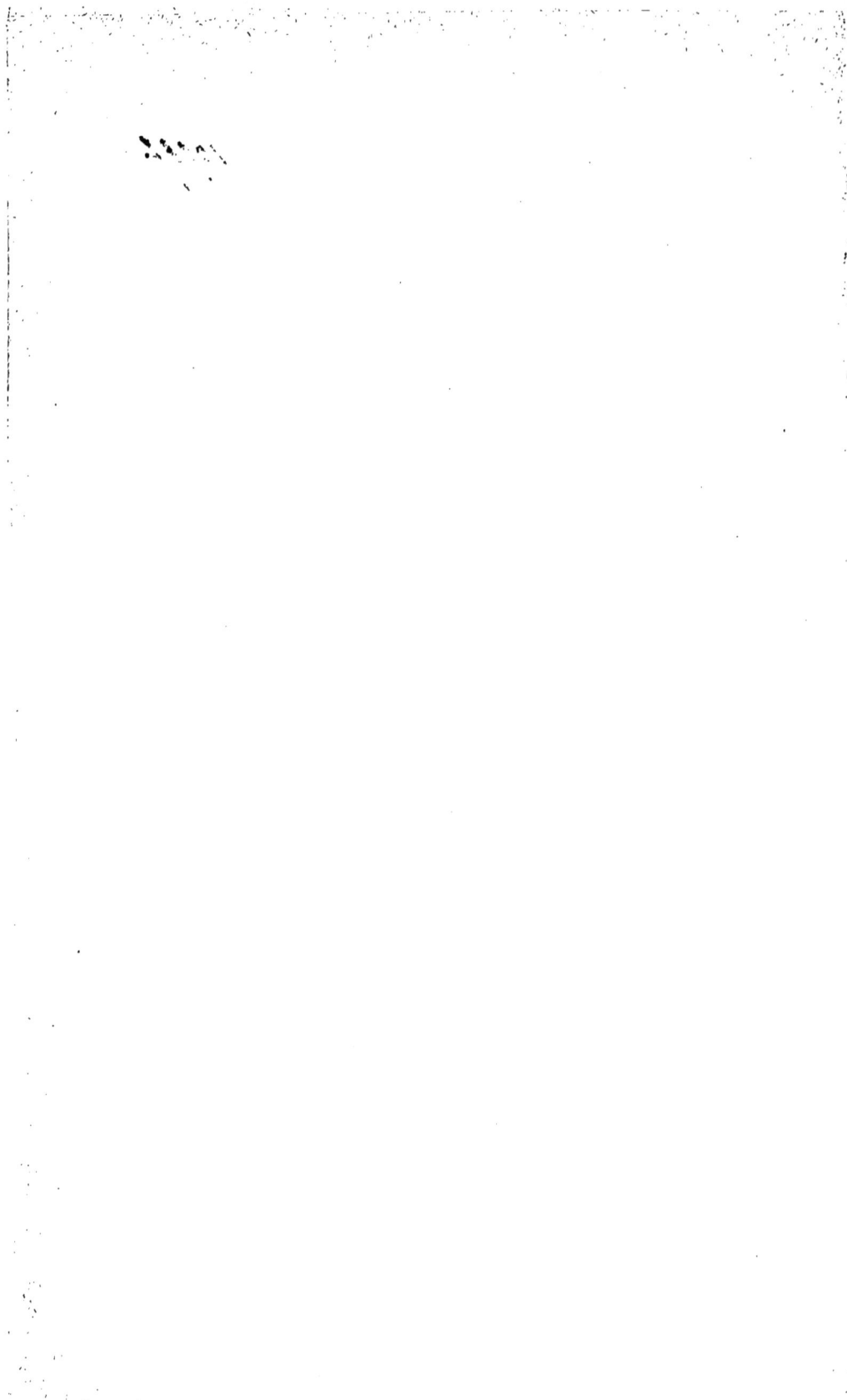

DE LA COLONNE VERTÉBRALE

CHEZ L'HOMME

PAR M. PAUL TOPINARD

Les anomalies de la colonne vertébrale sont de deux sortes. Les unes sont tératologiques, comme le spina-bifida, et font peut-être davantage partie des études médicales ; les autres sont physiologiques et par excellence du ressort de l'anthropologie.

Dans tout groupe zoologique plus ou moins naturel, quel que soit le rang hiérarchique que lui assignent les naturalistes, il se manifeste dès les premières étapes de l'évolution de l'œuf deux tendances opposées : l'une de concentration des caractères anatomiques et physiologiques ou de *ressemblance* aux ancêtres, et l'autre de divergence ou de *variabilité*. La première a d'autant plus d'action que les caractères en sont depuis plus longtemps fixés par les effets accumulés de l'hérédité ; la seconde est en raison inverse. Mais dans certains cas, la variabilité peut elle-même n'être qu'un des modes de manifestation de la force de concentration.

Lorsque deux lignées font converger leurs efforts dans le même sens, pour assurer la ressemblance de leurs produits à elles-mêmes, les caractères des ancêtres se confirment en effet, ils sont d'autant plus solidement implantés que le même concours favorable s'est davantage répété dans le passé. D'où la formation des types qui caractérisent les familles, les espèces ou les races. Mais ces efforts peuvent se contrarier et amener un conflit, les caractères alors se croisent, ils tiennent de l'une ou de l'autre lignée ou ils sont un compromis entre elles. La même lutte se reproduisant dix, vingt fois, un caractère donné peut ainsi diminuer et finir par disparaître ; mais la tendance à sa reproduction n'est pas éteinte pour cela, elle se perpétue à l'état latent, et des circonstances favorables surgissant peuvent lui rendre sa force et le faire reparaître inopinément chez un individu. C'est ce qu'on appelle de l'*atavisme;* il explique comment, à la surprise de tous, un enfant naît avec des yeux bleus, dans une famille dont tous les membres connus depuis plusieurs générations sont bruns. La variation, dans ce cas, n'est à proprement parler ni spontanée, ni accidentelle ; ce n'est qu'une manifestation de la loi de concentration des caractères, ou, si l'on veut, de la simple loi d'hérédité ; elle prouve que les caractères conservent long-temps leurs droits ; c'est un retour partiel vers l'un des types qui ont figuré dans la généalogie plus ou moins éloignée du sujet, une réminiscence, un témoignage. Toute variation singu-lière éveille donc à juste titre la pensée d'un état semblable à une époque lointaine. On dit alors qu'il y a anomalie ; mais dans la nature il n'y a rien d'anomal, ce n'est anomal que pour notre intelligence.

Les variations rares ou *anomalies* d'organes, soit externes, soit internes, soulèvent donc une grosse question de philosophie naturelle. Dans quelle étendue physiologique peuvent-elles se produire dans un groupe ? Cette étendue correspond-elle d'une façon quelconque au plus ou moins de temps depuis lequel le groupe s'est définitivement constitué et ne mesure-t-elle pas son degré de fixité et de résistance ? Mais avant de songer à la ré-soudre, il faut dresser le bilan de ces variations et connaître tous les intermédiaires entre elles et l'état typique ou normal. C'est ce que je me propose de faire pour un seul organe, dans un même groupe zoologique : pour les anomalies de nombre de la colonne vertébrale et de ses annexes chez l'homme.

La littérature médicale est assez pauvre sur ce sujet. Les ouvrages classiques d'anatomie se contentent de dire, sans com-mentaire, que le nombre des côtes peut s'élever à treize, grâce à une côte surnuméraire formée aux dépens de la septième cervi-cale ou de la première vertèbre lombaire, ou descendre à onze par la soudure de deux côtes ; qu'il y a tantôt quatre, tantôt six vertèbres lombaires au lieu de cinq ; et enfin que le sacrum est à cinq ou six vertèbres. Mais aucune observation suivie n'en a été publiée, je ne connais qu'une description de ce genre par Hum-phrey, pour une paire de côtes cervicales supplémentaire. Un travail de M. Bacarisse sur le sacrum indique quelques-unes des anomalies de cet os, mais il en méconnaît la valeur. Rien, en tout cas, n'a été dit des phénomènes d'adaptation qui s'en suivent.

Je m'en tiendrai donc aux observations personnelles que m'ont donné l'examen de 350 squelettes et plus. La présentation que j'ai faite, il y a quelques mois, à la Société d'anthropologie, d'un squelette à onze côtes sans compensation, ce qui est un cas unique dans la science jusqu'ici, a été l'occasion de cette étude.

La première condition, pour constater une anomalie et en apprécier la portée, c'est d'être très-familier avec l'état normal et de se rendre compte de la constitution philosophique des parties. Je me suis donc appliqué tout d'abord à reconnaître aisément chacune des pièces isolées dont se compose la colonne vertébrale, et c'est par le résumé de ces recherches que je vais commencer.

I. PARTIE ANATOMIQUE.

La colonne vertébrale, ou *rachis*, se divise en trois parties principales : 1° Une partie cervicale située en avant de la ceinture osseuse, par laquelle les membres antérieurs s'insèrent sur la colonne ; cette insertion persiste dans les vertébrés les plus simples comme la tortue, où elle s'opère par deux ou trois vertèbres et disparaît dans les autres. 2° Une partie caudale située en arrière de la ceinture du même genre, par laquelle les membres postérieurs prennent leur point d'appui sur la colonne ; cette insertion persiste dans tous les vertébrés ayant des membres postérieurs, et a lieu ordinairement par une à trois vertèbres. 3° Une partie intermédiaire, ou tronc, qui se subdivise, suivant le point de vue où on se place, en train antérieur et train postérieur ; ou en région avec côtes ou dorsale, et région sans côtes ou lombaire.

Dans la plupart des quadrupèdes, deux ou trois vertèbres ou davantage munies de côtes font partie du train postérieur, par exemple chez le chat. Chez les primates plus ou moins bipèdes, homme et anthropoïdes, la séparation en deux trains n'existe plus qu'à l'état de vestige, mais ce vestige est à la réunion des vertèbres avec côtes et des vertèbres sans côtes. Néanmoins, de part et d'autre se trouve constituée au milieu de la colonne dorso-lombaire une région mixte ou de transition plus ou moins accusée. Sa limite supérieure forme ce que M. Broca et d'autres ont appelé le nœud de la colonne, et sa limite inférieure répond à la séparation du dos et des lombes. Elle comprend deux vertèbres chez l'homme, trois chez le chien et le chat, cinq chez l'hippopotame, six chez le tatou.

A ces diverses régions il faut ajouter les deux ou trois vertèbres sur lesquelles le membre inférieur prend son point d'appui et qui s'articulent à l'os iliaque sous le nom de *sacrum vrai*.

D'où, en allant d'avant en arrière chez les quadrupèdes et de haut en bas chez l'homme et les anthropoïdes, six régions : la première cervicale, la deuxième dorsale supérieure, la troisième dorsale inférieure ou de transition, la quatrième lombaire, la cinquième sacro-iliaque et la sixième caudale ou sacro-coccygienne, comprenant trente-trois ou trente-quatre vertèbres, non compris les trois crâniennes, savoir, chez l'homme : 7 cervicales, 10 dorsales supérieures, 2 dorsales inférieures, 5 lombaires, 3 sacro-iliaques, 2 sacrées libres et 4 ou 5 coccygiennes.

La vertèbre se compose d'un canal ou trou rachidien circonscrit en avant par *le corps de la vertèbre*, en arrière par les *lames*, et sur les côtés par les *pédicules*. A la jonction des lames et des pédicules est un épaississement en colonne qui supporte les *apophyses articulaires supérieures et inférieures*. Les lames, en se réunissant et se prolongeant en arrière, donnent lieu à l'*apophyse épineuse*. En avant du trou rachidien, à la rencontre du pédicule avec le corps, et en arrière à la rencontre du pédicule avec la colonne articulaire, prennent naissance les racines antérieure et postérieure de l'*apophyse transverse*. Des modifications que subissent ces diverses parties dans chaque région, pour s'adapter aux fonctions à remplir, résultent les caractères qui permettent de reconnaître non-seulement la région à laquelle appartient une vertèbre, mais aussi l'emplacement approximatif ou précis qu'elle y occupe.

Ces caractères sont de deux sortes. Les uns résultent de la comparaison des vertèbres en place sur le squelette monté, de leur volume, de leurs gradations de forme ; sans doute, on ne peut assigner à certaines pièces du centre des régions leur numéro, et cependant il est facile de s'apercevoir si le monteur en a oublié, ajouté ou interverti quelques-unes. Je n'en étais pas aussi convaincu lorsque eut lieu à la Société d'anthropologie la discussion sur mon squelette à onze côtes, aujourd'hui je n'en doute plus. Les autres caractères sont absolus. Etant donné une foule de vertèbres provenant de plusieurs squelettes, mêlées sur une table, ils permettent de reconnaître pour le moins les 1re, 10e. 11e et 12e dorsales, les 1re et 5e lombaires, sans parler des régions cervicale et sacro-coccygienne.

Lorsqu'on examine la colonne vertébrale par sa face antérieure, l'attention est sollicitée d'abord par le *volume* des corps vertébraux. Le plus large est celui de la 5e lombaire, qui a 4 centimètres et est hors série sous ce rapport comme sous tant d'autres. Les trois suivants ont une largeur uniforme qui donne lieu à une colonne massive semblable à un fût bien cylindré. La 1re lombaire se rétrécit déjà, la 12e dorsale reprend un peu plus de largeur, puis, à partir d'elle, il y a diminution progressive jusqu'à la 5e dorsale; d'où la comparaison de cette portion avec une pyramide dont la base reposerait sur la colonne lombaire. De la 5e dorsale à la 1re dorsale, la largeur s'accroît enfin pour diminuer ensuite de la 1re dorsale à la 3e cervicale; ce qui produit un renflement fusiforme cervico-dorsal, dont la largeur maximum est de 28 millimètres à la 1re dorsale, et dont les extrémités ont 22 millimètres en bas et 18 en haut.

La hauteur des corps vertébraux varie suivant d'autres lois. De 27 millimètres aux trois dernières lombaires, elle diminue régulièrement jusqu'à la 4e cervicale, qui n'a plus que 11 millimètres, la diminution la plus marquée se produisant en passant de la 2e à la 1re dorsale.

La relation de la largeur à la hauteur est peut-être plus utile à connaître. Leur rapport est de 149 à la 5e lombaire, de 143 à la 1re lombaire, de 133 à la 10e dorsale, de 124 à la 5e, de 122 à la 1re et enfin de 175 à la 3e cervicale, ce qui veut dire qu'il diminue de bas en haut jusqu'à la limite supérieure de la région dorsale pour s'accroître ensuite.

La largeur, en somme, subit seule une modification en passant des lombes au dos, la partie qui nous intéresse le plus.

Le second caractère à constater sur la colonne vertébrale, vue par devant, est sa *longueur* mesurée au ruban en suivant ses courbes, et mieux encore le rapport de ses deux régions principales, la dorsale et la lombaire. Les mesures suivantes ont été prises du bord supérieur de la 1re dorsale au bord supérieur de la 1re lombaire, et de ce point à la base du sacrum, ou angle sacro-vertébral. Lorsqu'il existait une tendance à la formation d'un angle au niveau de la 4ᵉ lombaire (faux promontoire), je n'en ai pas tenu compte.

Dans une 1ʳᵉ série de 13 colonnes libres et sans disques, la longueur dorsale moyenne a été de 241 millimètres et la longueur lombaire de 14 centimètres ; d'où le rapport de 632 pour le dos et de 367 pour les lombes au total = 100.

Dans une 2ᵉ série de 44 colonnes montées et munies de leurs disques, la longueur dorsale a été de 279 millimètres, et la lombaire de 195 millimètres ; d'où le rapport de 587 pour la première et de 411 pour la seconde à leur total = 100.

Il va s'en dire que les mesures absolues n'ont qu'une médiocre valeur, et que les rapports doivent leur être préférés. Or ils se confirment sensiblement dans les deux séries, en sorte qu'on peut admettre que la longueur de la région dorsale est à la longueur de la région lombaire comme 60, en chiffres ronds, est à 40, c'est-à-dire comme 3 à 2. Ces chiffres trouveront leur utilité plus tard, lorsqu'il s'agira de dire ce que produit l'addition ou la soustraction d'une vertèbre dans une région.

Lorsqu'on examine la colonne vertébrale par sa face postérieure au contraire, les accidents susceptibles de distinguer les vertèbres les unes des autres se présentent en foule. J'y décrirai tour à tour au milieu la série des apophyses épineuses ; sur les côtes les gouttières vertébrales, destinées aux muscles interépineux, simples à la région dorsale, doubles à la région lombaire, et la série des tubercules mamillaires qui les divisent à la région lombaire ; et en dehors la série des apophyses transverses, dont les sommets déterminent la largeur maximum du rachis dans toute son étendue.

Les *apophyses épineuses* se décomposent par leur forme et leur direction en quatre groupes, non compris les vertèbres cervicales, que je laisserai du reste de côté en général. Dans le premier, formé par les 3 ou 4 premières dorsales, elles sont longues et épaisses, et font avec le corps de la vertèbre un angle de 140 degrés environ. Dans le deuxième, formé des 5ᵉ, 6ᵉ, 7ᵉ, 8ᵉ et 9ᵉ vertèbres, les apophyses sont longues, grêles, imbriquées, et font avec le corps vertébral un angle de 100 à 115 degrés. Dans le troisième, tout de transition, les apophyses se raccourcissent, augmentent de hauteur, ont encore un bord supérieur oblique en bas, mais un bord inférieur presque horizontal ; leur angle avec le corps est d'environ 150 degrés. Dans le dernier groupe ou lombaire, les apophyses forment un rectangle aplati d'un côté à l'autre, et donnent avec le corps un angle de 165 degrés, qui s'élève à 175 sur la 5e lombaire. L'horizontalité et le parallélisme des deux bords, d'où la forme bien régulière en rectangle, suffisent presque à faire reconnaître la 3e lombaire. Les apophyses épineuses déjà donnent donc d'excellents caractères, spécialement pour les 11e, 12e dorsale et 3e lombaire.

Les gouttières vertébrales sont simples à la région dorsale, et doubles à la région lombaire. Ne nous occupons d'abord que de celles qui se continuent sans interruption de l'atlas au sacrum et dont le fond est partout formé par les lames vertébrales; de la 1re dorsale à la 10e, elles sont comprises entre les apophyses épineuses et les apophyses transverses, et de la 10e dorsale à la 5e lombaire entre les apophyses épineuses et les tubercules mamillaires.

Sous le nom d'*apophyse mamillaire*, on entend une saillie ascendante qui, à partir de la 11e dorsale, se montre sur le côté externe de l'apophyse articulaire supérieure et contribue à transformer en mortaise l'articulation jusque-là en arthrodie de l'apophyse articulaire inférieure de la vertèbre sus-jacente avec cette apophyse articulaire supérieure. Très-longue chez certains quadrupèdes, elle se réduit à un tubercule chez l'homme. Elle commence à paraître avec le nœud de la colonne, c'est-à-dire à la jonction de la région dorsale supérieure et de la région dorsale de transition.

Ces gouttières vertébrales sont larges et évasées au-dessus de la 11e dorsale, d'autant plus qu'on s'élève, leur maximum de largeur étant à la 1re dorsale. Au-dessous, au contraire, elles sont étroites et profondes mais d'autant moins qu'on descend, la gouttière disparaissant presque à la 4e lombaire. On pourrait donc les comparer à deux triangles isocèles très-allongés, se touchant par leur pointe au niveau de la 11e dorsale.

Voilà déjà plusieurs caractères qui accusent un changement de système, en passant de la 10e à la 11e; celui dont je vais à présent parler est de premier ordre.

Le sommet de l'apophyse transverse de la 10e dorsale est mamelonné simplement. Le sommet de la suivante sur la 11e dorsale se décompose en deux ou trois tubercules plus ou moins visibles : l'un, interne supérieur et ascendant, est le tubercule

mamillaire déjà décrit ; l'autre, inférieur, descendant et moyen,
est le vestige d'une apophyse très-développée chez les quadrupèdes en général, sous le nom d'apophyse styloïde, et le troisième, externe, est le vestige de ce qui plus bas deviendra
l'apophyse transverse de la région lombaire. A la 12ᵉ vertèbre les
trois tubercules sont bien plus marqués. A la 1ʳᵉ lombaire, l'externe s'est décidément allongé, et un intervalle se forme entre
lui et le tubercule mamillaire, un intervalle qui grandit plus bas
en proportion de l'allongement de la nouvelle apophyse transverse. Il s'ensuit qu'à la région lombaire se montre une seconde
gouttière vertébrale, séparée de la précédente par la série verticale des apophyses mamillaires ; elle se dessine sur la 11ᵉ dorsale et s'accentue aux lombes. La division en deux ou trois
tubercules des apophyses transverses des 11ᵉ et surtout 12ᵉ dorsales, devenant ainsi un caractère de premier ordre pour les
reconnaître, j'ai dressé une statistique des cas où les choses
se présentent d'une façon ou de l'autre ; j'y ai ajouté les vertèbres
voisines, la 10ᵉ dorsale et la 1ʳᵉ lombaire.

Sur 24 cas de 10ᵉ dorsale, 21 fois le sommet de son apophyse
transverse était monotuberculeux, et 3 fois il offrait déjà des
dispositions à la division en deux tubercules ; sur 35 cas de
11ᵉ dorsale, 10 fois il était monotuberculeux, 20 fois bituber-
culeux, 2 fois trituberculeux et 3 fois il y avait doute. Sur 35 cas
de 12ᵉ dorsale, 10 fois il y avait deux tubercules et 25 fois trois.
Sur 56 cas enfin de 1ʳᵉ lombaire, 14 fois il était à deux tubercules ou deux divisions et 42 fois à trois.

Le moins important de ces trois tubercules est celui qui corres-
pond à l'*apophyse styloïde* d'un grand nombre de quadrupèdes,
apophyse qui chez eux descend à la façon d'une aiguille, et vient
se loger à la face externe de l'apophyse articulaire supérieure de
la vertèbre sous-jacente, en concourant à la solidité de l'articulation. Jusque dans ces derniers temps, il était admis que l'homme
n'en présentait de trace qu'à la 1ʳᵉ lombaire, et se distinguait par
là des quadrupèdes. En réalité elle est souvent assez développée,
se reproduit sur les vertèbres lombaires suivantes et existe dans
les deux sexes, mais de préférence chez l'homme et chez les sujets
les plus vigoureusement constitués. J'en ai vu de 1 centimètre
presque de longueur. J'avais d'abord tenu compte du côté dans
mes relevés, mais n'ayant trouvé aucune différence sensible à
droite et à gauche, j'en ai réuni les résultats en une seule

moyenne. La première colonne ci-dessous indique le nombre de fois sur 52 cas où les apophyses styloïdes existaient, sur l'une ou l'autre vertèbre, et la seconde, la proportion qui en résulte sur 100 cas.

	Nombre de fois.	Proportion sur 100.
1e vertèbre lombaire...............	37.0	71.1
2e vertèbre lombaire...............	18.0	34.0
3e vertèbre lombaire...............	19.0	36.5
4e vertèbre lombaire...............	18.5	35.5
5e vertèbre lombaire...............	11.5	22.1

On voit, en somme, qu'un tubercule styloïde ou une apophyse légère se rencontre chez l'homme 4 fois sur 5 à la 1re lombaire, et plus qu'une fois sur 3 aux 2e, 3e et 4e lombaires. Parmi les squelettes de la Société d'anthropologie qui sont dans ce cas, je citerai le Péruvien et la négresse d'Égypte.

Le fond de la première gouttière vertébrale ou de l'interne est formé aux lombes par les lames, et ses côtés par le bord postérieur des apophyses articulaires. Si l'on supprime par la pensée l'apophyse épineuse qui sépare les deux gouttières d'une même vertèbre, on a devant soi un quadrilatère dont les deux diamètres varient de bas en haut de la 5e à la 1re lombaire et au-dessus. Sa largeur, de 54 millimètres d'abord, atteint progressivement 28 millimètres; en même temps sa hauteur augmente dans un rapport inverse. En sorte que le quadrilatère forme un rectangle allongé en travers à la 5e lombaire, un rectangle parfait à la 3e et un rectangle allongé de bas en haut à la 1re. Au-dessus, à partir de la 12e, la largeur augmente à nouveau, en sorte que dès la 10e dorsale on revient au rectangle allongé transversalement, la 1re dorsale ayant le maximum à ce point de vue.

J'ai dit que le tubercule, ou l'apophyse mamillaire lorsqu'elle est assez développée, concourt à transformer l'articulation par arthrodie des apophyses articulaires, propre à la région dorsale franche en articulation par mortaise ou engrènement propre à la région lombaire. Toutes les apophyses articulaires supérieures, de la 1re dorsale à la 12e chez l'homme, présentent en effet une surface cartilagineuse aplatie qui regarde en arrière et un peu en haut, et est recouverte par une surface semblable, mais regardant en avant et un peu en bas de l'apophyse articulaire inférieure de la vertèbre sus-jacente ; tandis qu'à la région lombaire les mêmes apophyses articulaires supérieures s'excavent et regardent en dedans pour recevoir une convexité inverse, que présentent les apophyses articulaires inférieures de la vertèbre sus-jacente. Dispositions que l'on exprime comme il suit dans le langage de l'école : au dos, la vertèbre est recouverte et recouvre ; aux lombes elle reçoit et est reçue ; à la réunion des deux régions la 12ᵉ dorsale est *recouverte* par la 11ᵉ *et reçue* dans la 1ʳᵉ lombaire, c'est-à-dire qu'elle est encore dorsale par sa moitié supérieure et devient lombaire par sa moitié inférieure.

En cela l'homme et les anthropoïdes se ressemblent et se séparent de tous les quadrupèdes à quelques exceptions près, comme l'aï ou paresseux, connu déjà par une autre anomalie de la colonne vertébrale, ses 9 vertèbres cervicales. Par les changements anatomiques que j'ai déjà décrits et par d'autres qu'il me reste à décrire, la 11ᵉ dorsale commence déjà à devenir lombaire, mais la transformation n'est complète que dans la moitié inférieure de la 12ᵉ ; ce qui m'a fait dire en commençant que le vestige de la division du tronc en train antérieur et en train postérieur ne coïncide avec la division en thorax et abdomen, ou en vertèbres avec côtes et vertèbres sans côtes, que chez l'homme et les anthropoïdes.

	Nombre de côtes.	Vertèbre reçue.		Nombre de côtes.	Vertèbre reçue.
Homme....................	12	12	Tatou (édentés)........	11	7
Gorille (anthropoïdes)......	13	13	Pécari (pachydermes)...	14	11
Chimpanzé —	13	13	Rhinocéros — ...	19	18
Orang —	12	12	Hippopotame — ...	15	10
Gibbon —	13	13	Eléphant — ...	20	18
Semnopithèque (pithéciens).	12	10	Cheval — ...	18	16
Cynocéphale — .	13	10	Chamois (ruminants)...	13	11
Macaque — .	13	10	Chevreuil — ...	14	11
Mycète (cébiens)...........	13	10	Cervus-elephas — ...	13	10
Atèle —	14	12	Renne — ...	14	10
Ouistiti —	13	11	Chameau — ...	12	11
Maki (lémuriens)..........	13	10	Bœuf — ...	13	12
Roussette (chéiroptères).....	14	10	Bison — ...	14	13
Castor (rongeurs)..........	14	11	Kangourou (marsupiaux).	13	11
Fourmilier (édentés)........	17	12	Phascolome — .	16	12

Quelquefois cependant, chez l'homme comme chez le quadrupède, mais très-rarement chez le premier, la transformation des apophyses articulaires est progressive et s'opère sur deux vertebres. En laissant de côté ces exceptions, voici des exemples du lieu précis où le changement apparaît : la première colonne indique le nombre habituel de vertèbres munies de côtes et la seconde la vertèbre qui est *reçue*. Cette liste indique, en somme, le point où se fait plus particulièrement la séparation du tronc en train antérieur et train postérieur.

Mais il n'est pas de détail anatomique dans aucune espèce zoologique qui ne soit sujet à variation et le caractère en question est de ce nombre. Sur 68 cas chez l'homme, examinés à ce point de vue, 51 fois la 12ᵉ dorsale était reçue, mais 12 fois c'était la 11ᵉ dorsale et 5 fois la 1ʳᵉ lombaire ; parmi ces derniers je citerai le squelette d'Annamite du laboratoire de M. Broca. Sur 18 anthropoïdes, soit 6 gorilles, 6 chimpanzés, 1 orang et 5 gibbons, 14 fois la dernière dorsale était reçue, 3 fois l'avant-dernière (1 gorille et 2 gibbons) et 1 fois la 1ʳᵉ lombaire (1 gorille). Si l'on rapproche ces résultats de ceux du tableau précédent, on verra que l'homme et les anthropoïdes sont semblables sous ce rapport et se distinguent par là des quadrupèdes et en particulier des singes proprement dits.

Il reste à décrire ce qui concerne les apophyses transverses vues par leur partie postérieure et mesurant la plus grande largeur de la colonne. La 1ʳᵉ dorsale est dirigée presque horizontalement en dehors ; à partir de la seconde se dessine un mouvement de torsion qui les porte légèrement en haut et de plus en plus en arrière ; sur la 9ᵉ et surtout la 10ᵉ, le mouvement s'accentue ; sur les 11ᵉ et 12ᵉ il domine la situation, mais parce que la portion costiforme s'atrophie tandis que la portion mamillaire se développe et communique à l'ensemble son allure propre. A la 1ʳᵉ lombaire l'importance du tubercule mamillaire diminue parce que ce qui va dorénavant porter le nom d'apophyse transverse s'allonge. Dès lors cette dernière devient franchement transversale, sauf une légère inclinaison de son sommet, qui est sujet à de grandes variations et est le plus souvent en antéversion sur les 1ʳᵉ, 2ᵉ, 4ᵉ et 5ᵉ lombaires.

Quant à la largeur maximum entre les sommets opposés des apophyses transverses, sur 10 colonnes vertébrales elle était de 80 millimètres en moyenne à la 1ʳᵉ dorsale, diminuait jusqu'à la 5ᵉ où elle était de 64, se maintenait à peu près jusqu'à la 9ᵉ et diminuait à nouveau et très-rapidement jusqu'à la 12ᵉ où elle atteignait 52. Dès lors, de la 1ʳᵉ lombaire à la 3ᵉ la largeur aug-

mentait et avait 90 millimètres sur cette 3ᵉ, de même que sur
la 5ᵉ ; la 4ᵉ, au contraire, étant moins large, ce qui sert à la reconnaître. Si l'on inscrit en somme tous ces sommets dans une ligne
continue, on obtient trois figures différentes. Aux régions dorsales supérieure et moyenne un triangle isocèle très-allongé
dont la base est à la 1ʳᵉ dorsale et le sommet à la 10ᵉ ; à la région
dorsale inférieure ou de transition un isthme ou étranglement
portant sur la 11ᵉ et la 12ᵉ ; et à la région lombaire une ellipse
allongée dont la plus grande largeur répond à la 3ᵉ lombaire.

Passons à la colonne vertébrale vue de côté. Jusqu'ici je me
suis servi du mot d'*apophyses transverses* dans le sens que leur
donnent les traités classiques d'anatomie médicale ; je vais à présent étudier leur mode de constitution réelle et examiner si, dans
toute l'étendue de la colonne, les mêmes parties les constituent.
Cela me conduira à la description de leurs annexes dorsales, les
côtes.

Les apophyses transverses naissent, a-t-il été dit, par deux
racines, l'une antérieure et l'autre postérieure au trou rachidien.
La première prend aussi en anatomie transcendante le titre de
hœmal, parce qu'elle est du côté de la colonne d'où partent les
arcs osseux qui enveloppent l'organe central de la circulation ;
la seconde *neural*, parce qu'elle est du côté de ceux qui protégent
les centres nerveux. La racine antérieure a aussi été désignée
sous le nom de *costiforme*, parce que c'est à ses dépens surtout
que se forment ou que paraissent se former les côtes.

C'est à la région cervicale que les deux racines apparaissent
dans toute leur simplicité ; plus bas elles s'atrophient, s'hypertrophient ou se fusionnent pour s'adapter à leurs buts. L'antérieure
s'y détache du corps de la vertèbre ; la postérieure, de la colonne
articulaire. Entre les deux, dans toute l'étendue de la région cervicale, passe l'artère vertébrale ; aux 1ʳᵉ, 2ᵉ et 3ᵉ vertèbres elles se
réunissent promptement en un tubercule unique ; aux 4ᵉ, 5ᵉ et 6ᵉ,
leurs extrémités restent indépendantes, portent chacune un tubercule et sont reliées par un pont à concavité supérieure formant gouttière pour le passage des nerfs cervicaux. A la 7ᵉ
cervicale, nouvelle modification : la racine antérieure devient
très-grêle et disparaît quelquefois tandis que la racine postérieure s'épaissit dans le sens vertical et qu'un tubercule unique
reparaît se continuant principalement avec elle ; c'est ce tuber-

cule qui donne la clef de la formation des côtes cervicales supplémentaires, comme nous le verrons.

A la région dorsale le point de départ des racines est le même, c'est toujours le corps de la vertèbre en avant et la colonne articulaire en arrière, mais elles s'hypertrophient et s'allongent pour répondre à la fonction nouvelle qu'elles ont à remplir, celle de former les parois thoraciques. L'intervalle qui les séparait diminue donc, leur fusion s'opère à 3 centimètres environ du rachis ou au-delà et le prolongement unique qui en résulte, grandissant tout à coup, prend la direction du sternum. Mais le rôle des apophyses transverses ainsi modifiées ne se borne pas à circonscrire la cavité thoracique, il faut qu'elles soient mobiles pour obéir aux puissances musculaires qui s'insèrent sur elles et permettre la contraction et la dilatation du thorax. Deux brisures se forment donc dans leur continuité, l'une à la jonction de la racine antérieure avec le corps vertébral, l'autre à la jonction des deux racines. Il en résulte que le prolongement costal reste adhérent à la racine antérieure dessoudée et semble n'être formé qu'à ses dépens, tandis que la racine postérieure demeurée adhérente à la colonne articulaire, devient l'apophyse transverse proprement dite des auteurs. Il s'ensuit encore que les deux brisures, en s'encroûtant de cartilages, donnent naissance, d'une part, à l'articulation de la côte avec la vertèbre, et de l'autre, à l'articulation de la même côte avec l'apophyse transverse des auteurs. Le vestige de la rupture de la racine postérieure à son union avec la côte est ce qu'on appelle le tubercule de la côte, l'espace entre celui-ci et l'extrémité postérieure de la côte en est le col, l'extrémité même est la tête de la côte. Je n'ai pas à me demander par quel mécanisme admirable cette transformation des apophyses cervicales en côtes et en apophyses transverses dorsales s'est faite, et si le mouvement seul en est l'agent. Mais c'est bien le cas de se rappeler la proposition de Lamarck et de Geoffroy Saint-Hilaire : la fonction fait l'organe.

Cette transformation s'opère brusquement chez l'homme en passant de la 7e cervicale à la 1re dorsale, mais elle est progressive sur un grand nombre d'animaux, par exemple, chez le caïman. Il a 8 vertèbres cervicales et 12 dorsales ; jusqu'à la 7e cervicale les deux racines se réunissent en un tubercule unique qui, en descendant, s'allonge de plus en plus. A la 8e, les deux racines se brisent à une petite distance de la vertèbre et le tubercule sous forme d'une aiguille reste séparé; le défaut de cartilage à son extrémité empêche seul de le regarder comme une côte flottante. A la 1re dorsale la côte est définitivement constituée, elle communique par un cartilage avec le sternum et a deux racines qui s'articulent avec les deux tronçons de racines demeurés sur la vertèbre. Aux 2e et 3e dorsales, les racines costales s'incurvent, s'allongent et s'écartent, ce qui les accuse davantage. Aux 4e et 5e elles se rapprochent et commencent à s'unir. A la 8e on ne reconnaît la formation de la côte aux dépens des deux racines qu'au renflement exagéré de sa tête et aux deux facettes articulaires qu'elle présente, s'unissant à deux facettes semblables des deux tronçons vertébraux qui, eux aussi, se sont soudés en un. Aux vertèbres suivantes la côte est enfin simple, de même que l'apophyse transverse à l'extrémité de laquelle elle s'articule.

Chez l'homme, à la partie moyenne de la région cervicale les deux racines des apophyses transverses s'écartent et présentent chacune une extrémité tuberculeuse indépendante. A la 7e cervicale elles se rapprochent pour faire leur jonction. Jusqu'à la 10e dorsale cet état se maintient, mais à la 11e et à la 12e dorsale la tendance à l'écartement reparaît, la racine postérieure ou apophyse transverse dorsale des auteurs se déjette en arrière, de sorte que n'étant plus en contact avec la côte, son articulation costale s'efface. De là un moyen certain de reconnaître les deux dernières côtes et les deux dernières vertèbres dorsales : la facette articulaire que le sommet des dix premières apophyses transverses dorsales présentait fait défaut aux 11e et 12e. Comme corollaire, la facette correspondante manque sur les deux dernières côtes, le tubercule qui la supportait s'atrophie, et, par contre, ce qu'on appelait le col de la côte n'est plus sensible.

Mais le mouvement qui porte en arrière la racine postérieure de l'apophyse transverse (ou apophyse transverse des auteurs) et qui déjà, lorsque nous avons étudié la colonne vertébrale par sa face postérieure, nous a donné un moyen sûr de reconnaître les 11e et 12e dorsales, se manifeste aussi sur sa racine antérieure (ou côte) et s'y combine à un chevauchement en bas assez singulier. D'où encore un caractère pour distinguer ces mêmes 11e et 12e.

De la 1re à la 10e dorsale, la côte correspondante s'articule simultanément au bord inférieur de la vertèbre qui est au-dessus, au bord supérieur de sa propre vertèbre et au ménisque qui est entre les deux. Ce qui prouve bien que par une adaptation secondaire la tête de la côte a chevauché en haut, de la 1re à la 10e, comme elle a chevauché en bas et en arrière à la 11e et 12e. Les premières 9 vertèbres dorsales possèdent donc à leur bord supérieur et à leur bord inférieur une portion de facette articulaire, mais la 11e côte s'articule avec sa propre vertèbre seulement, à quelques millimètres de son bord supérieur et la 12e avec la sienne seulement aussi, mais en plein milieu, sur son pédicule presque. Par conséquent la 10e dorsale n'a pas de portion de facette articulaire à son bord inférieur et les 11e et 12e n'en ont qu'une, entière et placée différemment.

À la région lombaire la transformation des apophyses transverses est complète ; il ne s'agit plus de mouvements respiratoires, mais de points d'insertion à fournir à des muscles puissants. Le double mouvement de translation en arrière se continue sur les deux racines : la postérieure devient l'apophyse mamillaire que j'ai suffisamment décrite, l'antérieure, une simple apophyse dite *costiforme*, ou transverse proprement dit (1), qui s'attache ou paraît s'attacher au pédicule et même, suivant M. Sappey, à la colonne articulaire.

Cette métamorphose de la côte en une modeste apophyse lombaire est démontrée par le seul aspect des choses, mais davantage par le cas des côtes lombaires supplémentaires chez

---

(1) C'est la racine antérieure ou hœmale des apophyses transverses qui, chez l'homme, donne naissance, aux lombes, à ce que les ouvrages d'anatomie médicale appellent seuls les apophyses transverses. Il en est habituellement de même chez les animaux, mais il y a de nombreuses exceptions et variantes. Chez le Tatou, ce qui à la région lombaire continue les côtes, est atrophié et sans importance ; de simples crêtes s'allongent sur les côtés du corps vertébral, tandis que la racine postérieure ou neurale, reconnaissable à sa situation sur la colonne articulaire, est très-développée en longueur, et à tous droits à être regardée comme étant la véritable apophyse transverse des lombes. Les fonctions des racines sont donc interverties chez le Tatou, la costiforme est atrophiée, la mammillaire s'est développée, mais perpendiculairement à la colonne et non parallèlement, comme d'habitude. Cela rappelle ce qu'Agassiz démontrait au tableau à ses auditeurs de New-York, peu de temps avant sa mort, qu'avec de simples modifications des mêmes organes, la nature a multiplié les formes à l'infini.

l'homme ou chez les animaux. En voici quelques-uns pris dans un même genre, le genre *equus* :

Sur un premier squelette du Museum se voit une 1re lombaire parfaitement conformée à droite ; mais offrant à gauche, au sommet de son apophyse transverse, une demi-côte articulée qui se comporte comme une dernière côte normale. Si le hasard avait égaré cette demi-côte, personne ne se douterait qu'elle a existé. Le même cas se répète sur un squelette voisin de cheval arabe ; c'est encore une demi-côte articulée au sommet de l'apophyse transverse lombaire d'un côté, sauf que la base de l'apophyse a une brisure ou articulation. Si l'articulation du sommet s'était ankylosée, c'eût été une côte supplémentaire parfaite à la place d'une apophyse lombaire. Plus loin se voit un âne dont l'une des apophyses de la 1re lombaire est munie d'une articulation anormale à sa base comme chez le cheval précédent, sauf que la côte fait défaut à l'extrémité de cette apophyse dessoudée. Si je ne craignais trop d'allonger, je pourrais citer des variantes nombreuses de ces dispositions.

Que l'apophyse transverse de la 1re lombaire ait, en somme, une articulation à sa base et soit ainsi un vestige de côte, ou qu'elle adhère à la vertèbre ; que, dans l'un ou l'autre cas, elle se prolonge en forme de côte et que celle-ci soit continue avec son sommet ou simplement contiguë par l'intermédiaire d'une articulation, tout cela semble indifférent et n'être que l'effet du hasard, ou mieux d'un développement variable s'associant avec des mouvements respiratoires s'étendant plus ou moins à la base du thorax.

Les additions, suppressions et mutations de vertèbres qui font l'objet de cette étude exigent la connaissance de chacune des vertèbres, mais davantage de celle des confins des régions. Dans chaque cas en effet on a à se demander quelle vertèbre manque ou s'est ajoutée physiologiquement et ce qui en est résulté pour les vertèbres voisines, si elles se sont transformées, adaptées. Celles qui pivotent autour de la 7e cervicale et de la 1re dorsale sont faciles à comprendre, il n'y a qu'à suivre sur différents cas les étapes de la métamorphose. Entre la 5e lombaire et la 1re sacrée il en est de même. Mais à l'union des régions dorsale et lombaire, au nœud du rachis décrit par M. Broca, point central

de la lutte qui se passe entre le train antérieur et le train postérieur chez les quadrupèdes et dont on retrouve les traces non
encore corrigées chez l'homme, les difficultés sont grandes. Je
résumerai donc les caractères spéciaux des trois ou quatre vertèbres qui £ sont en cause en y ajoutant par avance la 5e lombaire.

La 10e dorsale a tous les caractères d'une dorsale moyenne
franche ; par exception elle présente les indices précurseurs d'une
transformation prochaine. Un seul de ses caractères est précis,
c'est l'absence de facette costale articulaire au bord inférieur de
son corps.

La 11e dorsale est brusquement plus étroite que la précédente,
par son arc postérieur ; son apophyse épineuse sensiblement
plus courte et triangulaire, à base antérieure, tend à l'horizontale ;
ses apophyses transverses ramassées sur elles-mêmes, déjetées
en dedans et en haut, manquent de facette costale en dehors et
ont un sommet bi ou trituberculeux ; son corps a une facette costale entière, rapprochée du bord supérieur sans l'atteindre.

La 12e dorsale a les mêmes caractères, mais plus accentués,
savoir : le bord inférieur de son apophyse épineuse décidément
horizontal ; son apophyse transverse, sans facette costale en
dehors, à trois tubercules très-prononcés ; son corps à facette
costale en plein milieu du pédicule ou auprès ; ses apophyses
articulaires supérieures recouvertes par les inférieures de la 11e
et ses apophyses articulaires inférieures *reçues* dans les supérieures de la 1re lombaire.

La 1re lombaire est franchement lombaire, elle présente plus
souvent que les suivantes un tubercule styloïde et a une apophyse
transverse petite et le plus souvent exactement horizontale.

La 5e lombaire est la plus volumineuse de toutes les vertèbres
lombaires ; son corps est taillé en coin tronqué à base antérieure ; ses apophyses transverses sont très-épaisses, arrondies
et toujours en antéversion ; l'intervalle entre ses deux apophyses
articulaires inférieures, occupé par les lames, forme un rectangle
allongé en travers, des plus caractéristiques.

A l'aide de ces signes, et en se pénétrant de ce que j'ai précédemment, rien n'est plus facile que de reconnaître ces cinq vertèbres, mais plusieurs autres peuvent être reconnues en place.
C'est ainsi que sur une colonne libre à 6 lombaires que j'ai sous
les yeux je puis affirmer que la vertèbre supplémentaire est
une seconde 4e, mais avec quelques caractères qui l'assimi-

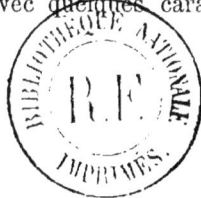

2

¹ent dans de certains limites à une 5ᵉ supplémentaire ; autrement dit, par ses apophyses transverses, relativement courtes et grêles, c'est une nouvelle 4ᵉ, et par la largeur de son arc postérieur, c'est une nouvelle 5ᵉ.

Quant aux *côtes*, il est bon quelquefois aussi de savoir leur numéro, des deux dernières surtout. Je rappelle qu'elles sont normalement au nombre de 12, savoir : 7 qui s'unissent directement au sternum par l'intermédiaire d'un long cartilage, 3 dont le cartilage se termine sur celui qui est au-dessus, et 2 dites flottantes dont le cartilage, réduit à peu de chose, se perd habituellement dans les chairs.

En place il est aisé de reconnaître lorsque leurs caractères se succèdent avec la gradation voulue et sans lacune. L'angle postérieur de la côte, par exemple, s'éloigne de plus en plus de la colonne vertébrale, en descendant. A la 2ᵉ côte il est à 1 centimètre du sommet de l'apophyse transverse ; à la 6ᵉ il en est à 4 centimètres, à la 10ᵉ à 7. Une gouttière taillée aux dépens de la face interne règne sur le bord inférieur des premières côtes ; sur la 11ᵉ elle est à peine sensible ; sur la 12ᵉ il n'y en a plus. La 11ᵉ et la 12ᵉ enfin n'ont ni tubérosité, ni facette articulaire correspondante, ni rétrécissement appréciable entre elles et la tête de l'os ; la 12ᵉ n'a pas d'angle.

La longueur des côtes demande parfois à être prise en considération, et de préférence leur longueur relative, afin d'atténuer les variations qui dépendent de l'âge, du sexe et de la taille du sujet. La première pensée, c'est de comparer la longueur de la 12ᵉ à celle de la 11ᵉ ; mais cette dernière n'a encore que peu de fixité, tandis que la 10ᵉ côte peut être considérée comme donnant la vraie longueur des côtes de la base du thorax ; c'est une côte non flottante.

Suivent donc les mesures absolues des 3 dernières côtes à droite et à gauche, prises sur 33 squelettes adultes sans distinction de race, de sexe, ni de taille et la grandeur des deux dernières par rapport à la 10ᵉ. Cette longueur est la corde allant de la tête de la côte à son extrémité.

	Mesures absolues.		Proportion à la 10ᵉ. Moyenne des deux côtés.
	A droite.	A gauche.	
Longueur de la 10ᵉ côte............	175	174	100.0
— de la 11ᵉ côte............	150	148	85.4
— de la 12ᵉ côte.............	96	101	56.4

Mais si la connaissance anatomique et philosophique de chacune des parties des trois régions dorsale, de transition et lombaire de la colonne vertébrale est indispensable pour aborder l'examen de leurs anomalies, la connaissance du sacrum et du coccyx est non moins nécessaire, car on doit bien supposer que la moindre anomalie dans un endroit peut avoir son retentissement, sinon sa cause première, dans un autre endroit plus ou moins éloigné et que chaque cas exige une observation attentive de la totalité du rachis, de l'atlas au coccyx.

« On appelle *sacrum*, dit Cuvier dans son *Anatomie comparée*, les vertèbres plus ou moins nombreuses, presque toujours soudées ensemble, auxquelles viennent s'articuler les os du bassin, c'est-à-dire le premier segment des membres postérieurs. » D'où la définition de la queue par M. Broca : « l'ensemble des vertèbres qui continuent l'axe vertébral en arrière de cette insertion, c'est-à-dire en arrière de l'articulation sacro-iliaque ». D'où encore l'obligation de ne considérer comme sacrum véritable, même lorsqu'un certain nombre des vertèbres libres ou caudales viennent s'y souder, que les vertèbres en rapport avec l'os iliaque. Chez l'homme, trois vertèbres se soudent à cet os, tandis que deux deviennent libres par leurs bords et sont au-delà de l'articulation sacro-iliaque, et cependant la première et la seconde portion, si différentes au point de vue physiologique, sont soudées en un seul os. Pour M. Broca la première seule est le sacrum vrai ou nécessaire, la seconde n'étant qu'une portion de la queue, son premier segment, et constituant le sacrum accessoire. Attachons-nous à la première, sur laquelle les anomalies ont le plus d'influence.

Vers l'âge de quinze ans, lorsque les cinq vertèbres destinées à former le sacrum complet ne sont pas entièrement développées et soudées, voici ce qu'on remarque en regardant en avant : au centre, allant transversalement d'une surface auriculaire à l'autre, la 2e vertèbre sacrée ; c'est elle qui supporte le fardeau principal des os iliaques ; au-dessus et au-dessous, concourant au même but, mais accessoirement, les 1re et 3e sacrées. Mais, l'os iliaque venant à se développer, sa surface auriculaire s'accroît davantage par en haut, ce qui laisse plus de place à la 1re sacrée, qui se hâte de l'occuper en se serrant contre la seconde. La 3e sacrée conserve au contraire son rôle subalterne et continue à déborder au-dessous de l'extrémité inférieure de la surface articulaire. Celle-ci ayant dans son entier développement une hauteur de 5 centimètres, par exemple, l'axe horizontal de la 1re sacrée passant par son apophyse transverse aboutira à 1 centimètre au-dessous de l'extrémité supérieure de l'auricule, l'axe de la 2e sacrée à 25 millimètres plus bas, et l'axe de la 3e à quelques millimètres de l'extrémité inférieure de l'auricule, sinon à son extrémité même ; ce qui m'a souvent fait inscrire dans mes notes que la formule du sacrum est de 2 et demi + 2 et demi, et non de 3 + 2, comme on le dit en général.

Il en résulte que, sur la plupart des sacrums de quinze à vingt ans environ, les axes des apophyses transverses des trois vertèbres du sacrum vrai vont en convergeant, le supérieur s'inclinant en bas, l'inférieur s'inclinant en haut, le moyen restant horizontal ; l'un des effets des additions des vertèbres, dans cette région, est de déplacer ces axes.

Ces additions se faisant par en haut et par en bas, rappelons la configuration exacte des deux extrémités du sacrum.

Le bord antérieur de la base, constitué par la 1re sacrée, forme avec la colonne lombaire un angle plus ou moins obtus, rarement presque nul, qui porte le nom d'angle sacro-vertébral ou de promontoire. Il se continue, par l'intermédiaire d'un bord qui partage l'apophyse transverse en deux parties réunies à angle droit, directement avec le détroit supérieur du petit bassin. La partie postérieure de la base est occupée au milieu par le trou rachidien, sur les côtés par les apophyses et surfaces articulaires se réunissant aux apophyses correspondantes de la 5e lombaire, et en arrière par les lames supportant ou non une apophyse épineuse plus ou moins nette, fusionnée avec le reste du sacrum ou laissant au-dessous d'elle un intervalle plus ou moins grand.

Au-dessus de cette base, entre les deux os iliaques réunis avec le sacrum se trouve un vaste hiatus que remplit la 5e vertèbre lombaire, dont le bord supérieur des apophyses transverses spécialement est de niveau avec l'extrémité postérieure des crêtes iliaques.

En l'absence de point de repère fixe à l'extrémité inférieure de la colonne vertébrale, j'avais songé à prendre le bord de l'apophyse transverse de la 5e lombaire dans les mensurations anthropométriques. J'avais aussi songé à définir la 5e lombaire, celle qui comble l'excavation en question, la vertèbre surajoutée lorsqu'il y a 6 lombaires étant au-dessus. Mais les exceptions qui se produisent dans cette horizontalité, et précisément dans les cas d'anomalie, m'ont forcé d'y renoncer.

Le sommet du sacrum présente au milieu une petite surface articulaire elliptique destinée à s'articuler avec la première pièce coccygienne ; sur les côtés un bord mince qui s'élève obliquement, en décrivant une ligne quelquefois rectiligne, quelquefois concave ; et en dehors deux angles mousses et obtus, ou rugueux et apophysaires. Il est constitué par le corps aplati d'avant en arrière de la 5ᵉ sacrée, en arrière duquel font saillie les extrémités du canal rachidien ouvert, ainsi que je vais le dire.

La face postérieure du sacrum est occupée au milieu par la crête sacrée, due à la série des apophyses épineuses atrophiées, et sur les côtés successivement par une série de tubercules qui sont le vestige des apophyses articulaires soudées, par les trous sacrés postérieurs et par une série d'irrégularités qui répondent aux extrémités des apophyses transverses soudées.

La crête sacrée se partage, ou mieux s'entr'ouvre, par exception, dès la base du sacrum, quelquefois à partir du bord supérieur de la 4ᵉ sacrée, en tout cas à partir du bord supérieur de la 5ᵉ sacrée, et donne lieu à deux lèvres qui s'écartent à la façon d'un V ouvert en bas. Lorsque ces lèvres commencent de bonne heure, elles se mamelonnent une première ou une seconde fois au niveau de la 4ᵉ sacrée, puis une dernière fois à l'extrémité du V. Ces mamelons sont le vestige des apophyses articulaires et les derniers en jouent encore le rôle vis-à-vis du coccyx. Détachées en saillie de chaque côté du canal rachidien entr'ouvert, ces apophyses se projettent en bas et semblent tendre la main à la 1ᵉʳ vertèbre coccygienne. Elles portent le nom de *cornes du sacrum*, et leur présence à la face postérieure du corps de la dernière vertèbre sacrée est le meilleur signe pour reconnaître que le sommet du sacrum est régulièrement constitué.

Le *coccyx* se compose le plus ordinairement de 4 vertèbres, quelquefois de 5. Les deux ou trois dernières sont des petits corps rugueux et arrondis soudés en colonnette. La 2ᵉ coccygienne est aplatie d'avant en arrière et a ses côtés, au voisinage du bord supérieur, prolongés en vestiges d'apophyses transverses. La 1ʳᵉ présente en bas une surface elliptique pour s'articuler avec la précédente ; en haut une surface semblable plus grande pour s'articuler avec le sacrum ; sur les côtés un bord curviligne aboutissant à une apophyse transverse plus ou moins développée, s'articulant souvent avec les angles latéraux inférieurs du sacrum ; et enfin, se détachant de la face postérieure du corps aplati d'avant en arrière, deux apophyses articulaires destinées à répondre à celles du sacrum ; ce sont les *cornes du coccyx*. Mais ce qu'il est nécessaire de retenir, c'est que ces cornes prennent naissance en bas par une pente doucement inclinée, sans tubercule, sans aspérité. Lorsque cette 1re coccygienne est articulée ou soudée au sacrum, on voit et on comprend tout de suite que les extrémités des bords du canal sacré se terminent réellement sur elle, que cette 1re coccygienne est encore une caudale vraie, pour me servir de l'expression de M. Broca, tandis que la 2e coccygienne n'est qu'une caudale fausse, c'est-à-dire sans canal.

Le sommet du sacrum, formé normalement par sa 5e vertèbre, se présente donc dans des conditions toutes différentes du sommet anormal que produit la soudure de la 1re coccygienne. Dans le premier cas il y a des cornes descendantes, mamelonnées, qui tendent la main à quelque chose, c'est-à-dire à la suite des bords du canal rachidien représentée par les cornes ascendantes de la 1re coccygienne. Dans le second on a un talus lisse formé par la naissance des cornes ascendantes de la 1re coccygienne, qui atteste que le canal rachidien est décidément terminé.

Nous sommes en mesure à présent d'aborder l'étude des anomalies de nombre des vertèbres et de leurs annexes de l'atlas au coccyx.

II. DES ANOMALIES VERTÉBRALES.

Les détails anatomiques forcément très-longs dans lesquels je viens d'entrer vont singulièrement faciliter ma tâche. Ils laisseront, j'espère, la conviction qu'avec quelque habitude on reconnaît sans hésiter le cas où par impossible une pièce aurait été oubliée ou ajoutée par le préparateur.

Les 350 squelettes environ que j'ai examinés proviennent des divers établissements de Paris, et en particulier de l'Institut anthropologique, du musée d'anatomie des hôpitaux et du Muséum. Ce dernier surtout m'a fourni de la façon la plus inattendue un grand nombre de squelettes remontant à Serres, qui sans doute les avait mis de côté précisément à cause de leur anomalie. D'autres squelettes me sont venus de M. Tramont, préparateur d'histoire naturelle du laboratoire d'anthropologie de M. Broca, qui depuis plusieurs années met ses collections à mon entière disposition avec la plus grande générosité. Mon travail sera exclusivement physiologique et je n'entrerai dans aucune distinction de race, d'âge, ni de sexe. J'énoncerai seulement une impression qui m'est restée, c'est que les anomalies de la colonne, et en particulier du sacrum et du coccyx, sont plus fréquentes dans les races nègres que dans les races blanches. Si cette observation se confirme, elle aurait une certaine portée.

Les anomalies de nombre des vertèbres libres ou soudées du rachis sont d'autant plus rares qu'on s'élève davantage vers l'extrémité céphalique. En laissant de côté l'allongement en forme de côte supplémentaire de la 7° vertèbre, je n'en ai pas rencontré un seul cas à la région cervicale. On sait du reste que le nombre de 7 vertèbres cervicales est l'un des caractères les plus fixes dans toute la série des mammifères ; on n'en cite que deux exceptions ; ce qui préjuge déjà de son peu de variabilité chez l'homme.

Les variations de nombre des vertèbres dorsales sont au contraire moins rares qu'on ne se l'imagine ; j'en possède 7 ou 8 cas. Celles de la région lombaire le sont moins encore, et j'en ai réuni une vingtaine de cas. Celles du sacrum, et en particulier du coccyx, ne se comptent plus, et je n'en ai recueilli que quelques observations pour servir de types. Quant aux variations de nombre des côtes, elles se confondent en général avec celles des vertèbres dorsales ; cependant je possède 2 cas de dédoublement de côte dorsale sans que la colonne s'en ressente, 7 cas de côte cervicale et 1 cas de côte lombaire : en somme 14 cas d'anomalies de côtes. On voit, en définitive, quoique plusieurs de ces observations se répètent dans divers groupes, que notre chiffre est assez respectable.

Les anomalies en question sont de trois sortes : les premières par excès de pièce, sans compensation ; les secondes par défaut, sans compensation ; les troisièmes par excès dans une région et défaut dans l'autre, c'est-à-dire avec compensation, le nombre des vertèbres de la colonne demeurant en définitive le même. Je les passerai en revue successivement aux côtes et dans chaque région.

Il est inutile de dire que d'une manière générale une vertèbre dorsale se reconnaît dans la pratique à ce qu'elle porte une paire de côtes normales. Lorsqu'une côte plus ou moins complète ou une paire de côtes vient s'ajouter soit à une 7ᵉ cervicale, soit à une 1ʳᵉ lombaire, on ne dit pas cependant qu'il y a une vertèbre dorsale en plus, si les autres caractères propres à ces deux vertèbres persistent. Mais une 13ᵉ vertèbre s'ajoutant dans la sphère ordinaire du thorax ne sera qualifiée de dorsale supplémentaire qu'à la condition de porter une paire de côtes. On comprend ainsi que l'histoire des anomalies de nombre des vertèbres dorsales et celle des anomalies de nombre des côtes se confondent à peu près.

Les anomalies de côtes par excès se rangent sous quatre titres : présence d'une ou deux côtes surnuméraires à la 7ᵉ cervicale ; présence d'une ou deux côtes surnuméraires à la 1ʳᵉ lombaire ; addition d'une paire de côtes entières sur une vertèbre dorsale supplémentaire, et dédoublement d'une côte sans qu'il y ait de vertèbre dorsale supplémentaire.

Cinq ou six de mes observations montrent toutes les phases du premier cas.

On se souvient que l'apophyse transverse des 5ᵉ et 6ᵉ cervicales a deux racines réunies au sommet par un pont dont la face supérieure concave forme une gouttière transversale et que chacune se termine par un tubercule indépendant. Les deux racines de la 7ᵉ cervicale se réunissent au contraire pour se terminer par un seul tubercule ; de ces deux racines, la postérieure est haute et épaisse et l'antérieure mince et grêle, le trou vertébral les séparant du reste à leur base comme aux autres vertèbres cervicales. Dans mes deux premières observations la racine antérieure a conservé sa gracilité, la postérieure s'est hypertrophiée, ressemble vue par derrière à l'apophyse transverse de la 1ʳᵉ dorsale, mais se prolonge par un tubercule qui se coude brusquement en avant et en dehors comme pour rejoindre une côte qui n'existe pas et qu'elle aurait pu contribuer à former. Ce tubercule costiforme, oblique en avant, a 2 centimètres de longueur dans un cas et 16 millimètres dans l'autre. Dans le premier cas l'apophyse transverse du côté opposé est normale ; dans le second elle a la configuration de l'apophyse transverse de la 1ʳᵉ dorsale, venant après, notamment la facette articulaire costale à son sommet, le côté du corps vertébral présentant la seconde facette costale et la racine antérieure grêle de l'apophyse faisant défaut. La première observation montre donc un effort vers la production d'une côte d'un seul côté et la seconde le même effort d'un côté, mais se réalisant complétement de l'autre. Les deux établissent que les côtes surnuméraires de la région cervicale ne se développent pas, comme le professe M. Sappey, aux dépens de la racine anté- rieure, mais bien de la racine postérieure de l'apophyse trans- verse. La vraie tête de la côte à la région dorsale serait donc la tubérosité, quoique sa continuité avec l'apophyse transverse (des auteurs) soit interrompue par une articulation ; la tête ordinaire et son col, formés aux dépens de la racine antérieure, en seraient au contraire l'origine accessoire. Ces considérations paraissent mi- nutieuses, mais elles ont des applications curieuses au mécanisme de production des articulations sous l'influence du fonctionne- ment des organes, c'est-à-dire au mécanisme de l'adaptation. (Voir obs. 1 et 2.)

La troisième observation est la répétition des précédentes. D'un côté, le tubercule costiforme est encore coudé au niveau de l'extrémité de la racine postérieure et a au delà une longueur de 2 centimètres et demi, et la racine antérieure reste grêle comme précédemment. Mais de l'autre il y a une côte parfaite, s'articu- lant avec le sternum ; il est inutile de la décrire à sa partie posté- rieure, car c'est la reproduction exacte de la configuration nor- male de la côte à la 1re dorsale. (Obs. 3.)

La quatrième observation montre deux côtes incomplètes se terminant aux environs de la dépression que présente la face su- périeure de la 1re côte dorsale pour le passage de l'artère sous- clavière ; la gauche a 52 millimètres de longueur, et présente à son extrémité une cupule qui paraît avoir reçu un cartilage costal ; la droite a 57 millimètres et se termine par une extrémité comme atrophiée. (Obs. 4.)

La cinquième observation présente encore deux côtes supplé- mentaires, l'une réduite à un peu plus de moitié et se terminant par un renflement revenant un peu sur lui-même, et l'autre com- plète et s'articulant avec le sternum. (Obs. 5.)

En somme, tant d'un côté que de l'autre, ces cinq cas, auxquels il faut joindre l'observation n° 20, donnent 5 cas de tubercule cos- tiforme formé aux dépens de la racine postérieure de l'apophyse transverse de la 7e cervicale, 4 de côte incomplète à extrémité postérieure conformée ainsi que l'apophyse transverse corres- pondante de la 1re dorsale et 2 de côte parfaite s'articulant

avec le sternum. Ces deux dernières se terminent à 2 ou 3 millimètres un peu plus en dehors que la 1re côte dorsale qui est au-
dessous ; alors prend naissance un cartilage qui se confond presque immédiatement avec le suivant normal et les deux s'insèrent
ensemble sur l'angle supérieur et latéral du sternum. Il en résulte que l'espace laissé libre entre la clavicule et la 1re côte
normale abaissée d'une quantité inappréciable est occupé par
l'extrémité de cette côte supplémentaire.

A l'autre extrémité du thorax l'addition d'une côte d'un seul ou des
deux côtés est facile à comprendre si l'on se reporte aux observations si curieuses que j'en ai rapportées dans le genre *equus*. L'observation n° 6 en est un exemple chez l'homme. L'apophyse transverse de la 1re lombaire a ses trois tubercules habituels ; mais sur l'externe ou costiforme s'articulent deux appendices grêles de 1 centimètre à gauche et de 18 millimètres à droite, qui évidemment sont
des vestiges de côtes. Si la petite articulation eût manqué, qu'il y
eût eu ankylose de la pièce, on se bornerait à dire que l'apophyse
transverse est plus longue que d'habitude. C'est donc la reproduction de l'exemple que j'ai décrit plus haut sur un squelette d'âne.

La supposition que ce vestige de côte a été détaché et
perdu dans la préparation du squelette expliquerait peut-être
un ou deux cas où j'ai vu la tige de l'apophyse costiforme de la
1re lombaire des deux côtés manquer totalement, comme si on
l'eût coupée et remplacée par une surface articulaire, plane, elliptique, dont le grand axe mesurait de 4 à 8 millimètres. Ce serait
l'articulation d'une côte supplémentaire disparue. Mais il y a une
grosse objection, c'est que j'ai retrouvé la même surface lisse et
cartilagineuse, dans quelques cas, sur la 12e dorsale simultanément, sur une 12e dorsale ayant sa côte normale. J'en conclus
que c'est plutôt l'épiphyse complémentaire de l'apophyse qui ne
s'était pas soudée et était restée dans les chairs. (Les sujets
étaient adultes dans tous ces cas.)

Le seul exemple que je possède de côte supplémentaire en
pleine région dorsale, c'est-à-dire de sujet à 13 paires de côtes
dorsales et 13 vertèbres dorsales, se trouve dans les collections de
la Société d'anthropologie. C'est un garçon de six ans. Il a 7 vertèbres cervicales, la dernière très-bien conformée, 5 lombaires
toutes normales, 5 sacrées et 13 dorsales. De la 1re à la 10e dor-

sale inclusivement tout est régulier. C'est entre la 11e et la 10e que change le régime de la colonne vertébrale. Cette 11e est plus petite, a l'apophyse épineuse courte et sensiblement horizontale que j'ai décrite. Les 3 dernières côtes s'articulent avec les corps vertébraux comme font habituellement les deux dernières seulement. La 13e vertèbre dorsale a les caractères d'une 12e ordinaire, elle est recouverte par les apophyses articulaires de la précédente et reçue dans les apophyses articulaires de la suivante ou 1re lombaire. En un mot, la 10e est bien une 10e, la dernière une 12e, et c'est la 11e qui s'est dédoublée et a donné lieu à la vertèbre et à la paire de côtes supplémentaires sans compensation. (Obs. 7.)

J'ai rencontré deux cas de dédoublement partiel de côte, qui portent à se demander s'il ne pourrait se produire des côtes entières supplémentaires en pleine région dorsale, sans vertèbre supplémentaire parallèlement.

Dans le premier, un enfant de sept ans, tout est normal, il y a 7 cervicales, 12 dorsales, 5 lombaires, 5 sacrées, sauf que la 3e côte d'un seul côté, à gauche, se dédouble comme il suit. Elle commence en arrière comme d'habitude, mais à 1 centimètre de sa tubérosité elle se divise dans le sens de sa longueur et à moitié de sa hauteur en deux côtes qui divergent dans le plan normal de la paroi thoracique, se rapprochent au bout de 33 millimètres, s'accolent par leurs bords contigus et finalement s'écartent près de leurs extrémités antérieures, d'où naissent deux cartilages costaux indépendants qui restent séparés pendant 28 millimètres, et se confondent ensuite pour se réunir au sternum. (Obs. 8.)

Dans le second cas, un enfant non à terme, la division n'occupe que la partie antérieure de la même 4e côte ; deux cartilages en naissent, qui cette fois vont s'insérer isolément sur le bord du sternum. (Obs. 9.)

Les anomalies par défaut, des côtes ou en même temps des vertèbres dorsales. sont ainsi indiquées par M. Sappey : « Lorsque le nombre des côtes diminue, cette réduction reconnaît pour cause tantôt un arrêt de développement suivi de la soudure de la côte avec la vertèbre correspondante, tantôt une perturbation de ce développement ayant pour résultat une soudure de la côte avec la côte voisine. » Je n'ai rencontré aucun cas de ce genre. Le second est l'inverse de ceux que je viens d'indiquer sous le nom de dédoublement de côte. Quant à la suppression complète d'une vertèbre dorsale, M. Sappey n'en parle nulle part. Pour ma part, je ne connais que deux genres d'anomalies du thorax par défaut, l'un portant sur les côtes seules, l'autre portant sur côtes et vertèbres à la fois.

Dans le premier genre rentrent les réductions de longueur ou atrophies de la 12ᵉ côte. Elles sont assez communes. Chez le géant du laboratoire de M. Broca, faisant partie actuellement du musée de l'Institut anthropologique, un homme de 2ᵐ,10, la dernière côte n'a que 3 centimètres de longueur d'un côté, et 4 de l'autre, tandis que sa moyenne sur des sujets ordinaires est de 9 à 10 centimètres. Comparée à la 10ᵉ côte = 100, sa longueur moyenne pour les deux côtés est de 18, tandis que le même rapport était de 56 sur 33 squelettes. (Obs. 10.)

Dans le second genre n'existe qu'un seul cas publié jusqu'à ce jour ; c'est celui que j'ai eu l'honneur de présenter cette année à la Société d'anthropologie, et qui fait partie à présent de ses collections.

Rien n'est plus simple ni plus clair que ce cas : la région cervicale, la région lombaire, la région sacro-coccygienne, tout y est normal jusque dans les moindres détails. On pourrait prendre cette colonne pour type de la moyenne ordinaire. Dans la région thoracique les deux segments habituels sont bien accentués, l'un supérieur ou dorsal franc, l'autre inférieur ou de transition plus étroit, formé de deux vertèbres et de deux paires de côtes, ayant tous les caractères d'une 11ᵉ et d'une 12ᵉ dorsale ordinaire, d'une 11ᵉ et d'une 12ᵉ paire de côtes, aussi typiques que la 1ʳᵉ lombaire qui succède. La fin de la région de transition est comme d'habitude à la jonction des vertèbres avec côtes et des vertèbres sans côtes ; autrement dit, les apophyses articulaires inférieures de la dernière dorsale, ici une 11ᵉ, sont reçues dans les apophyses supérieures de la 1ʳᵉ lombaire. La région supérieure ou thoracique franche est régulièrement conformée par devant, par derrière, sur les corps, aux apophyses épineuses et transverses. On sait qu'elle peut à la rigueur être partagée en deux parties, l'une supérieure formée de 4 vertèbres dont le volume décroît de haut en bas et l'autre formée de 5 ou 6 vertèbres, la dernière ou 10ᵉ ordinaire terminant ce qu'on pourrait appeler le segment thoracique moyen. Eh bien, les quatre premières sont parfaites, les suivantes aussi, et cepen-

dant le compte des vertèbres n'y est pas. Au lieu de dire qu'il
y a 5 ou 6 vertèbres dans la seconde section, il faut dire
4 ou 5. Sept côtes s'articulent avec le sternum par un cartilage
direct, et deux par un cartilage indirect, tandis que l'absence
des cartilages des 2 dernières côtes témoigne que ce sont des
11e et 12e côtes. Sous ce rapport, ce serait donc encore l'une des
dernières vertèbres du segment thoracique franc qui aurait disparu physiologiquement. Les dimensions de la dernière côte
ne fournissent aucun renseignement, elle est plutôt longue. En
somme, une vertèbre et sa paire de côtes manquent en pleine
région centrale du dos, sans jeter la moindre perturbation soit
dans les vertèbres voisines de la région, soit dans les régions
voisines. De l'atlas au coccyx tout est normal, sauf qu'il y a un
cercle vertébro-costal de moins. Ce cas est aussi évident que
possible, et, je le répète, c'est le premier sur lequel l'attention
ait été attirée, le seul publié dans la science.

Pour la description complète, je renvoie à l'observation en petit
caractère qui est à la fin de ce travail sous le no 11.

Mais les anomalies de nombre des vertèbres dorsales et des
côtes correspondantes, par excès ou par défaut sans compensation, sont des raretés, et la règle, lorsqu'une pièce manque à la
région dorsale, c'est qu'il y en a une de plus à la région lombaire.
Il est utile même d'examiner jusqu'au bas de la colonne sacro-
coccygienne, qui peut se ressentir d'un arrêt de développement
produit plus haut. Mais l'examen de ces cas soulève bien des
questions, et sera mieux placé à la fin, lorsque j'aurai passé
en revue les deux autres régions qui me restent à examiner, au
point de vue des anomalies sans compensation.

C'est encore sous trois titres qu'il faut ranger les anomalies
observées à la région lombaire : une vertèbre en plus, une vertèbre en moins sans compensation, et les mêmes avec compensation. Commençons par les premières, puis nous réunirons
les dernières à celles de la région dorsale.

J'ai rencontré 4 cas simples à ranger sous le premier titre,
4 cas de 6e vertèbre lombaire supplémentaire, sans compensation dans l'une ou l'autre des régions voisines, dorsale ou sacrée.
Dans deux de ces observations (nos 12 et 13), tout est normal, et
l'on ne peut même présumer quelle vertèbre s'est dédoublée et
adaptée ensuite. Dans une autre (no 14) les probabilités sont en

faveur d'une 2ᵉ lombaire en plus. Dans une autre (nᵒ 15) le doute n'est pas permis, c'est une 4ᵉ lombaire qui s'est interposée entre une 4ᵉ et une 5ᵉ ordinaires. Dans deux de ces cas (nᵒˢ 12 et 15), j'ai mesuré les longueurs dorsale et lombaire et les ai comparées aux moyennes obtenues sur 13 colonnes libres d'une part, et 33 squelettes de l'autre. Une fois la colonne lombaire avait augmenté en proportion de la vertèbre surajoutée, une autrefois au delà ; ce dernier cas m'a surpris, mais il portait sur un squelette monté depuis longtemps, dont les disques avaient joué, et je me fie davantage à l'autre mensuration, qui concerne une colonne sans disques, où l'erreur est impossible. (Obs. 15.)

Je conclus donc qu'une vertèbre peut s'ajouter aux lombes et en accroître simplement la longueur sans qu'il en résulte le moindre changement anatomique, dans les vertèbres de la région comme dans celles des régions voisines.

Sous le deuxième titre je n'ai qu'une observation, mais elle est démonstrative.

C'est le numéro 16, le nègre du Burnou du Muséum. Il a 7 cervicales, dont la dernière normale, 12 dorsales tout aussi bien conformées, notamment les deux dernières de transition, 5 sacrées, dont la dernière bien terminée par des cornes tuberculeuses descendantes, et une 1ʳᵉ coccygienne non moins typique avec ses cornes ascendantes, tuberculeuses par en haut et en pente douce par en bas. La seule particularité de ce côté à signaler, c'est que deux de ses vertèbres sacrées seulement s'articulent avec l'os iliaque et que trois sont libres au-dessous, ce qui accuse l'inverse d'une disposition du sacrum à se développer par en haut·et à venir faire compensation du côté de la région lombaire. Or, il n'a que 4 lombaires, la 1ʳᵉ ayant ses caractères habituels de 1ʳᵉ lombaire, et la dernière tous ceux d'une 5ᵉ. S'il y a à se demander quelle vertèbre a disparu, c'est donc vers le centre qu'il faudrait chercher, de même que dans les deux cas précédents c'était là aussi qu'il faudrait admettre l'addition d'une 6ᵉ supplémentaire.

Suivent les longueurs des deux régions dorsale et lombaire, et leurs rapports avec le total dans les mêmes conditions que précédemment. En regard je mets les chiffres d'un squelette à 6 lombaires (obs. nᵒ 12) et les moyennes obtenues sur 44 squelettes normaux.

	Squelette à 4 lombaires.	Squelette à 6 lombaires.	Moyenne de 44 squelettes à 5 lombaires.
Longueur dorsale................	250	268	279
— lombaire...............	122	242	195
Rapport de la première au tout.....	672	525	587
— de la seconde au tout......	328	474 (1)	411

Ce rapprochement montre que l'équilibre est rompu dans les deux premiers cas exactement comme le veut la théorie : une vertèbre s'ajoute ou se supprime ; la longueur de la région correspondante varie d'autant, sinon rigoureusement, du moins approximativement. Le soustraction ou l'addition d'une vertèbre peut donc rester un phénomène local sans retentissement sur les régions voisines, comme je l'ai déjà remarqué.

Ici, pour continuer l'examen des anomalies de nombre des vertèbres par excès ou défaut sans compensation, dans chaque région successive, il faudrait passer au sacrum. Mais, par suite de la constitution de cette région, où toutes les vertèbres sont fondues ensemble, les vertèbres y surgissent ou disparaissent par un procédé spécial, celui de la soudure ou de la désoudure, qui complique singulièrement chaque cas, et qu'il faut examiner au préalable. Or, les plus clairs de ces cas rentrent dans le système de la compensation, que j'aborderai à présent pour ce qui concerne les régions dorsale et lombaire.

Les *anomalies du rachis par compensation* sont de deux sortes. Dans les unes il y a une vertèbre de trop dans une région, et une de moins dans une autre, sans que dans les vertèbres intermédiaires il se passe des modifications assez prononcées pour qu'il puisse venir à l'esprit que c'est l'une des vertèbres situées sur les limites des deux régions qui a tout simplement passé de l'une à l'autre. Ainsi il y a 11 dorsales et 6 lombaires, tout demeurant dans l'état habituel en quelque sorte, ou bien il y a 11 paires de côtes, la dernière comme d'ordinaire, mais une paire de côtes cervicales en plus. Dans l'autre sorte d'anomalie c'est tout simplement la dernière vertèbre d'une région qui prend les caractères de la

_____

(1) En prenant la moyenne du rapport de la région lombaire à 6 vertèbres, à la région dorso-lombaire totale dans les cinq observations, nos 12, 15, 25, 26 et 31, on obtient le chiffre de 482, sinon de 490, qui est supérieur de 7 ou 8 unités au chiffre moyen ordinaire de 411 dans la région lombaire à 5 vertèbres. Ce qui confirme la proportion qui suit.

première de la région voisine, la première de celle-ci devenant une seconde, et ainsi de suite. C'est ce qui se passe habituellement dans les anomalies du sacrum. Une lombaire devient sacrée ou réciproquement; une coccygienne devient sacrée, et je pense qu'on peut aussi dire, ou réciproquement, quoique cette réciprocité soit bien rare et toujours douteuse.

Sur mes 5 ou 6 observations de côtes cervicales, 3 portent sur des colonnes vertébrales normales sous tous les autres rapports et ayant notamment leurs 12 paires de côtes réglementaires; ce sont donc des cas de 13 côtes sans compensation. Mais deux fois il n'y a que 11 dorsales et en revanche 6 lombaires, les deux dernières dorsales présentant jusque dans leurs moindres détails tous les caractères de 11e et 12e dorsales, et les 1re et dernière lombaires tous ceux de 1re et 5e ordinaires (obs. 1 et 4). Il est donc évident que le développement qui a fait défaut ici dans son siége ordinaire, aux dépens d'une apophyse transverse dorsale, s'est reporté sur l'apophyse transverse de la 7e cervicale, par compensation. Mais la cause qui a ainsi transformé l'apophyse transverse de la vertèbre cervicale ne s'est pas borné à abandonner les apophyses transverses de la 12e vertèbre, comptée à partir du haut du thorax, car non-seulement celle-ci a pris les caractères d'une lombaire avec l'engrènement si caractéristique de ses apophyses articulaires supérieures, mais la 11e a pris les caractères d'une 12e normale, et la 10e ceux d'une 11e. Il y a donc eu à l'origine, dès les premiers temps de la vie intra-utérine, autre chose qu'une action locale, troublant le développement en côte d'une vertèbre : il y a eu un effort général dont le résultat a été une compensation dans le haut et une adaptation à un rôle différent dans le bas. C'est, en effet, un phénomène bien singulier que cette constance des caractères propres des dernières et avant-dernières vertèbres et côtes du thorax. Et après bien des tentatives pour déterminer dans tous les cas d'anomalies le numéro de la vertèbre qui s'est ajoutée ou supprimée, j'ai dû y renoncer dans la plupart des cas. Une vertèbre manque ou s'ajoute, soit! mais elle-même ou ses voisines s'adaptent rapidement à leurs connexions nouvelles et la détermination du phénomène primitif devient impossible. Cette adaptation est le trait dominant de toutes les anomalies vertébrales, et c'est elle qui est cause des difficultés d'appréciation que la plupart m'ont offertes.

A la suite de ces deux observations de 11 dorsales et 6 lombaires avec côte apparaissant sur la 7e cervicale, j'en possède deux autres de 11 dorsales et 6 lombaires, les régions cervicale, sacrée et coccygienne étant normales, auxquelles s'appliquent toutes les réflexions qui précèdent (obs. 17 et 18). La cause première et générale ne s'est pas portée sur la 7e cervicale, voilà toute la différence; l'adaptation de la dernière et de l'avant-dernière s'est faite de même, ce ne sont plus des 10e et 11e dorsales que de nom, la suivante s'est convertie en 1re lombaire.

En présence d'un mécanisme si puissant faisant disparaître ici une côte sans compensation, et adaptant plus loin les vertèbres à leurs nouveaux rapports, il n'y a pas à s'étonner de la disparition complète sans compensation d'une vertèbre lombaire ou dorsale et de l'accomodation de celles qui restent, comme j'en ai donné des exemples. Une vertèbre se supprime, s'ajoute de toutes pièces, ou se transforme dans le groupe humain comme chez les animaux, voilà qui est démontré et à mettre au compte de la variabilité naturelle.

La deuxième espèce d'anomalie par compensation se produit par un tout autre mécanisme. C'est une vertèbre située sur les confins d'une région qui acquiert peu à peu les caractères de celle de la région voisine. Le sacrum en est le siége par excellence. Deux phénomènes y réunissent leurs efforts : l'hypérostose et la soudure par contact. Tout à l'heure c'était une cause agissant parallèlement sur divers points à la fois, générale et mystérieuse comme celle qui engendre la vie et préside à la perpétration des formes organiques. A présent c'est la simple exagération d'un phénomène physiologique local. Dans toute la colonne rachidienne le caractère primordial des vertèbres, c'est l'isolement, l'individualité ; elles augmentent de nombre, diminuent ou s'adaptent, mais elles restent indépendantes. A ses deux extrémités, à sa jonction avec le crâne, comme à sa jonction avec le point d'insertion des membres inférieurs, il y a tendance inverse à la fusion.

Le sacrum et l'os iliaque en sont le produit. Au sacrum l'ossification de l'os débute par une foule de points primitifs et secondaires qui se répètent à chacune de ses vertèbres. Vers huit ou dix ans, lorsque leur ossification est assez avancée, la soudure des vertèbres entre elles commence par les parties latérales et marche

3

d'une manière générale des premières vertèbres de la base aux dernières du sommet. Les cinq pièces n'en font plus qu'une à vingt ans et encore y persiste-il souvent des défectuosités. Ainsi entre les corps de la 1re et de la 2e sacrée il reste un vide dans lequel se retrouve le ménisque intervertébral, ou bien c'est l'un des trous de conjugaison, le 4e d'un côté qui est remplacé par une échancrure. Mais s'il y a des cas où l'ossification est en défaut, il en est d'autres et davantage où elle est en excès et dépasse les limites de l'os. La réunion de la 1re pièce du coccyx au sommet du sacrum est d'autant plus fréquente qu'on examine des sacrums plus âgés; il en est de même de sa base, les dernières lombaires s'y soudent d'autant plus aisément et dans une étendue d'autant plus grande que le sujet est plus vieux.

Lorsque la production osseuse ultra-physiologique s'est développée sur un point de la dernière lombaire, et c'est ordinairement par le bord inférieur de l'apophyse transverse qu'elle commence, elle tend à s'accroître et à s'étendre : dès qu'un point de fusion s'est montré avec le sacrum, il gagne de proche en proche comme au crâne dans les synostoses prématurées. La soudure de la 1re coccygienne ou de la dernière lombaire au sacrum n'est en effet qu'une synostose prématurée. C'est un travail physiologique qui se produit avant terme; plus tard, à l'âge sénile, il reprendra régulièrement, et l'on sait que l'ossification générale de la colonne vertébrale en un tout est l'une des tendances les mieux accusées à cette époque. Et de même qu'au crâne une synostose commencée sur une suture tend à se propager à des sutures voisines, de même la synostose normale des pièces du sacrum appelle la soudure des vertèbres coccygiennes ou lombaires au sacrum.

A l'extrémité supérieure du rachis, au contact avec le crâne, où il y a une surabondance d'activité ostéogénésique, l'atlas se soude souvent à l'occipital dans une étendue assez grande, et même l'axis à l'atlas, non-seulement chez le vieillard, mais déjà chez quelques adultes. Dans les vertèbres lombaires les plus inférieures une semblable tendance est commune. Sur une colonne de cerf que je possède, les deux dernières sont soudées, non pas au sacrum, mais entre elles par leur corps, sans qu'un état sénile ou pathologique puisse être invoqué. Sur un squelette de daim du Muséum les deux mêmes vertèbres sont soudées par les lames, les apophyses épineuses et les apophyses transverses.

J'ai rencontré cette disposition une fois ou deux sur l'homme, mais j'ai négligé malheureusement d'en prendre l'observation.

Dans les phénomènes de soudure de la dernière lombaire par lesquels je vais commencer, tout ne se réduit pas cependant à un travail de voisinage se propageant de proche en proche ; on entrevoit souvent une influence générale analogue à celle qui dans trois de mes observations précédentes se traduisait par une côte cervicale ou un vestige de côte cervicale, alors qu'il n'en manquait pas dans la région thoracique et qu'il n'y avait donc pas de suppléance indiquée.

Les observations que j'ai recueillies relatives aux diverses étapes que l'on découvre dans la transformation et la soudure d'une 5e lombaire normale, aboutissant à son identification complète avec le sacrum, s'élèvent à 9 ou 10. Dans les premières étapes c'est bien une 5e vertèbre lombaire, et personne ne songerait à lui donner un autre nom ; dans les étapes moyennes ses caractères de lombaire sont encore assez nets pour qu'il n'y ait pas d'hésitation ; dans les étapes dernières les indications anatomiques de l'origine sont incertaines et l'on serait en droit de soutenir que la région lombaire n'a que 4 vertèbres. Il est vrai qu'alors le sacrum en a une de plus : c'est donc bien le passage d'une vertèbre d'une région à une autre et une variété d'anomalie par défaut avec compensation. Quatre de nos observations sont rigoureusement dans ce dernier cas et pourraient, à un examen superficiel, être ajoutées à celle du nègre du Burnou, comme cas bien caractérisés de région lombaire à 4 vertèbres : ce sont les n°s 21, 22, 23 et 24. Bref, j'admets cinq degrés de transformation d'une 5e lombaire en sacrée supplémentaire sur une colonne dont toutes les autres parties sont normales.

Au 1er degré, représenté sur un squelette d'Annamite du laboratoire de M. Broca, le bord inférieur de l'une des apophyses transverses présente une poussée osseuse triangulaire qui en accroît la hauteur et se porte à la rencontre de la partie voisine de l'apophyse transverse de la 1re sacrée. Sauf ce détail, c'est une 5e vertèbre lombaire parfaite avec tous les caractères que je lui ai donnés.

Au 2ᵉ degré la proéminence s'est accrue et a rencontré le sacrum avec lequel elle s'articule et forme un trou de conjugaison supplémentaire d'un seul côté. L'hypertrophie osseuse atteint même l'apophyse transverse en masse et le côté externe voisin du corps de la vertèbre, en sorte que les parties commencent à se confondre en une seule masse. L'autre côté est plus ou moins normal et surtout l'arc postérieur de la vertèbre, en sorte que par là sa qualité de lombaire se reconnaît sans hésitation. (Obs. nº 19.)

Au 3ᵉ degré ce qui était une articulation devient une synostose. C'est alors que s'accuse une tendance nouvelle. A l'état normal la base du sacrum est constituée : 1º dans son milieu par le corps de la 1ʳᵉ sacrée, qui présente en avant un bord formant angle droit, au niveau duquel, lorsque la dernière lombaire lui est superposée, se trouve le promontoire ou angle sacro-vertébral; 2º sur les côtés par l'épanouissement en plateau des apophyses transverses de la 1ʳᵉ sacrée, lequel forme avec la face antérieure du sacrum un angle plus ou moins droit, ou bord antérieur de la base sur les côtés. Promontoire et bord antérieur sont continus avec le détroit supérieur; à ce 3ᵉ degré d'annexion d'une lombaire, l'un et l'autre tendent à diminuer ou à s'effacer en ce point et à se transporter plus haut là où veut se former une nouvelle base de sacrum. Pour cela la ligne du détroit supérieur, arrivée à 2 ou 3 centimètres du bord externe du sacrum, se bifurque plus ou moins visiblement, la division inférieure répondant à la base compromise sur son bord antérieur et au promontoire normal, et la division supérieure à la base en voie de formation. Dans ce degré elles sont encore peu indiquées; le bord normal de droit est devenu obtus ; la face antérieure du sacrum et de la vertèbre nouvelle est formée de deux plans, l'un inférieur vertical, l'autre supérieur oblique (sur les côtés); un promontoire supérieur se dessine. (Obs. 20.)

Au 4ᵉ degré tout cela s'est confirmé, la division inférieure a plus ou moins disparu, ainsi que le promontoire correspondant, tandis que la division supérieure et le nouveau promontoire se sont proportionnellement développés en raison inverse; enfin l'angle obtus a grandi et les deux plans sont près de se confondre. (Obs. nº 21.)

Il est de règle que les deux côtés sont inégalement atteints par la transformation. Il va sans dire que plus un côté vient prêter son concours à l'autre et plus la production du promontoire et du bord antérieur nouveaux aux dépens des anciens est prononcé. M. Bacarisse, dans sa thèse sur le sacrum, parle dans les cas d'anomalies de la base d'un promontoire vrai et d'un promontoire faux. Ces expressions ne sont pas exactes ; lorsqu'il y en a deux, c'est qu'il y en a un second en voie de formation au-dessus du primitif ; or, ils sont chacun proportionnés à la part que prend soit la 1re sacrée, soit la lombaire qui va la remplacer, à la constitution de la base du sacrum.

Au 5° degré la transformation est complète en avant. Il n'y a plus qu'un promontoire, qu'un bord antérieur à la base de l'os, l'un et l'autre continus avec le détroit supérieur ; l'angle obtus a disparu et toute la face antérieure du sacrum en haut est dans le même plan. A cette phase on ne pourrait plus savoir lorsque la base du sacrum est constituée par sa vertèbre habituelle, si l'on n'avait d'autres moyens à faire entrer en considération comme l'intégrité du sommet de l'os lorsque celui-ci a 5 trous, le niveau auquel remonte sa base, le nombre des vertèbres s'articulant avec l'os iliaque et l'état de la vertèbre annexée en arrière.

La soudure est en effet toujours très en retard en arrière et ne s'observe que dans ce 5° degré. Ce sont les apophyses articulaires inférieures de la vertèbre lombaire avec les supérieures du sacrum qui se réunissent les premières, et entre l'apophyse épineuse et les lames d'une part et les parties correspondantes du sacrum au-dessous de l'autre il reste un intervalle. Puis ce sont les lames qui se soudent plus ou moins en conservant leurs caractères faciles à reconnaître de lames lombaires. Enfin dans une dernière phase l'apophyse épineuse s'atrophie et fait corps avec la crête sacrée ou se partage en deux.

J'ai peu parlé des trous de conjugaison, soit antérieurs, soit postérieurs. En arrière il ne s'en forme deux supplémentaires que dans la dernière phase. En avant ils apparaissent au 2° degré, mais non formés tout autour ; au 3° ils sont complets ; au 5° ils ne se distinguent en rien de ceux qui sont au dessous. Somme toute il est toujours facile de reconnaître sur un sacrum libre et isolé s'il existe une vertèbre supplémentaire par en haut. Mais ce qui est impossible en l'absence du reste de la colonne, c'est de dire si c'est une 5° ou une 6° lombaire.

A l'autre extrémité du sacrum dont je vais à présent m'occuper, l'addition d'une première coccygienne est généralement facile à reconnaître aussi, mais il est des cas encore où c'est fort difficile en l'absence d'un coccyx complet.

On ne saurait parler des variations anormales de la terminaison de la colonne vertébrale sans rappeler rapidement son mode de constitution et la façon dont elle diminue ou s'accroît dans les mammifères.

M. Broca a insisté sur la division du squelette de la queue en deux segments, l'un constitué par des vertèbres bien faites et possédant entre autres un canal rachidien renfermant les éléments nerveux de rigueur, l'autre formé de vertèbres atrophiées, sans canal, en un mot, pleines ; les premières sont les vertèbres caudales vraies et les secondes les vertèbres caudales fausses. L'accroissement de la queue dans les espèces zoologiques porte sur l'un ou l'autre de ces segments plus particulièrement, sur le nombre de leurs pièces comme sur leur perfection. Sa diminution procède suivant trois modes : par atrophie générale des deux segments à la fois, par atrophie s'opérant de l'extrémité vers la racine, c'est-à-dire dans le second segment ou caudal faux, et par atrophie de la racine vers l'extrémité, c'est-à-dire dans le premier segment ou caudal vrai. L'homme, suivant M. Broca, est dans ce dernier cas. En laissant de côté son sacrum vrai ou iliaque (vertèbres d'insertion des membres inférieurs sur le rachis), l'extrémité sous-jacente à cette insertion comprend 2 vertèbres soudées en un sacrum supplémentaire, qui, en réalité, n'est qu'une portion du premier segment caudal ; une 1re vertèbre coccygienne qui est aussi vraie, parce que c'est sur elle et avec elle que se termine le canal rachidien ; et 3 ou 4 vertèbres coccygiennes pleines, de simples vestiges, sans valeur et sans usage, en un mot, fausses. La séparation, chez l'homme, entre le premier et le second segment caudal est donc après la 1re coccygienne, et puisque la nature a eu le caprice de souder ensemble les deux premières vertèbres de ce segment vrai, on se demande pourquoi elle n'y a pas réuni la troisième vertèbre qui en dépend, cette 1re coccygienne. Le sacrum n'est physiologiquement terminé que lorsqu'il possède cette pièce oubliée.

La soudure de la 1re vertèbre coccygienne au sommet du sacrum, qui fait que cet os a 6 vertèbres au lieu de 5, n'est donc pas une anomalie à proprement parler, ce n'est qu'une réparation, et son étude ne trouverait pas place ici, si pour juger de la nature des vertèbres ajoutées par en haut il ne fallait d'abord savoir s'il y en a une de plus ou de moins par en bas.

J'ai rendu compte moi-même dans ce recueil de la thèse de M. Bacarisse, qui a examiné 146 sacrums d'adultes de toutes races et en a trouvé 85 à 4 trous, c'est-à-dire à 5 vertèbres et 45 à 5 trous c'est-à-dire à 6 vertèbres. Il a conclu que toujours cette vertèbre supplémentaire s'ajoutait dans le haut et jamais dans le bas. Or, c'est presque le contraire qui est la vérité. L'addition par en bas se rencontre 4 fois contre celle par en haut 1 fois et dépend presque toujours de la soudure de la 1re pièce coccygienne. Mais ce n'est pas en comptant le nombre des vertèbres coccygiennes qui reste qu'on la découvre, car 9 fois sur 10 peut-être les dernières vertèbres coccygiennes sont perdues sur le squelette monté, mais par l'examen morphologique du sommet du sacrum et de la 1re coccygienne, plus souvent conservée que les autres.

Les différents degrés que présente la soudure de la 1re vertèbre coccygienne peuvent être portés à quatre. Je ne donnerai pas les observations à l'appui, elles sont à l'infini ; mais dans toutes celles sur lesquelles je me base ici la colonne lombaire a son compte de vertèbres, la 5e remplit bien l'échancrure inter-iliaque, le promontoire est normal et les 3 vertèbres qui s'articulent avec l'os iliaque sont comme je les ai décrites.

A un 1er degré le corps de la 1re coccygienne est soudé à la facette articulaire qui termine le sommet du sacrum ; les cornes sacrées sont réunies aux cornes coccygiennes dont la naissance est en pente douce, comme il a été décrit. Mais les apophyses transverses coccygiennes sont atrophiées ou n'atteignent pas les angles latéraux et inférieurs du sacrum. Il n'y a donc que 4 trous sacrés antérieurs, doubles comme d'habitude. (Obs. 5.)

A un 2e degré les choses restant dans le même état, l'une des apophyses transverses se prolonge et se soude à l'angle latéral inférieur du sacrum donnant naissance ainsi à un trou de conjugaison supplémentaire. Le sacrum a alors 4 trous d'un côté et 5 de l'autre.

A un 3e degré la même chose se produit du côté opposé. Il y a donc 5 trous sacrés doubles, le canal rachidien se termine avec le sacrum et ses deux lèvres en V finissent en pente douce.

Jusqu'ici rien n'est plus simple que de reconnaître lorsque la

présence du 5ᵉ trou est due à une annexion par en bas ; mais
à un 4ᵉ degré la soudure, survenue de bonne heure, est si bien
confirmée que tout le sacrum accessoire ou sous-iliaque s'en ressent. La 3ᵉ vertèbre sacrée s'articule dans une plus grande étendue
avec la surface auriculaire de l'os iliaque et l'axe de l'apophyse
transverse de la 4ᵉ sacrée s'incline obliquement en haut comme
pour se rallier au système des vertèbres sacro-iliaques ; enfin la
base des cornes coccygiennes se mamelonne et semble vouloir
tendre la main à une autre pièce coccygienne. Il faut avouer
qu'on serait disposé à dire d'un tel sacrum qu'il est primitivement
à 6 vertèbres, si l'on ne connaissait tous les intermédiaires avant
d'en arriver là. J'ai même eu la bonne fortune de rencontrer
un cas dans lequel la 2ᵉ pièce coccygienne se présentait avec
tous les attributs d'une 1ʳᵉ, sa qualité de 2ᵉ étant établie par
la conservation exceptionnelle des deux pièces suivantes ou
mieux des trois, car il y avait trace d'une troisième soudée
(obs. 37). Ce degré ne doit-il pas être considéré comme un exemple d'allongement de l'appendice caudal et ce qu'il y a de singulier c'est que l'allongement s'y produit en faveur du segment des
caudales vraies et non des caudales fausses. C'est la confirmation
de la conclusion de M. Broca que l'atrophie caudale se produit
chez l'homme aux dépens du premier segment.

Voici donc deux sortes d'anomalies du sacrum provenant l'une
de la soudure d'une 5ᵉ lombaire à sa partie supérieure, l'autre
de la soudure d'une 1ʳᵉ coccygienne à sa partie inférieure. Mais
il s'en présente une troisième sorte souvent difficile à interpréter
et tantôt dans un sens, tantôt dans un autre.

Les régions cervicale et dorsale étant normales il arrive souvent, en effet, de rencontrer une 6ᵉ lombaire, comme dans les cas
que j'ai donnés et qualifiés d'anomalies par excès sans compensation, avec cette différence qu'ici cette 6ᵉ lombaire est plus ou moins
soudée au sacrum. Or, dans les degrés peu avancés de cette soudure la vertèbre possède en avant tous les caractères d'une lombaire d'un côté seulement et tous ceux d'une sacrée de l'autre ;
ou bien elle n'est lombaire qu'en arrière et tout à fait sacrée en
avant.

Comment donc interpréter cette nouvelle anomalie ? S'agit-il
d'une lombaire supplémentaire qui se soude au sacrum, d'une sacrée ordinaire ou même supplémentaire qui se détache au con-

traire et devient lombaire, ou enfin est-ce une lombo-sacrée née à la jonction de deux régions et hésitant entre elles ?

J'en ai observé 8 ou 10 cas et je renvoie à leur description à la fin de cette étude (obs. de 25 à 34). Il est inutile de les résumer, chacun serait à étudier à part.

Etant admis que cette vertèbre est une 6e lombaire il y a 5 degrés dans la soudure, exactement semblables à ceux que j'ai décrits pour la 5e lombaire. L'hypergénèse commence de même par le bord inférieur de l'apophyse transverse qui se réunit par articulation, puis par soudure avec les parties latérales voisines du sacrum, tous les attributs de la base de cet os se déplacent peu à peu pour se reporter sur la nouvelle base constituée par la 6e lombaire, le détroit supérieur se divise, le bord antérieur de droit devient obtus, puis s'efface et reparaît plus haut, un nouveau promontoire se forme, les apophyses articulaires et enfin l'arc postérieur se soudent les derniers et finalement le sacrum a une paire de trous supplémentaires que l'on ne sait à quoi attribuer, à une 6e lombaire ou à une première coccygienne, soudée.

Dans l'hypothèse contraire qu'il s'agit d'une sacrée qui se détache et devient lombaire, on a les mêmes degrés mais inverses. Au premier on voit l'apophyse épineuse se détacher de la crête sacrée, un intervalle apparaît entre les lames et la sacrée suivante, les apophyses articulaires inférieures de la 1re sacrée se séparent de celles de la 2e, le corps de la vertèbre présente en avant un intervalle avec le corps de la vertèbre suivante, un promontoire se dessine au même endroit, etc. Au dernier la vertèbre est entièrement détachée et l'on ne reconnaît plus le travail qu'à la présence d'une 6e lombaire libre, et quelquefois à un reste de proéminence sur le bord inférieur de son apophyse transverse.

Le fait élémentaire le plus frappant dans ces additions de vertèbres au sacrum, c'est le nombre de trous que porte sa face antérieure. A l'état normal le sacrum a 4 paires de trous produits par la conjugaison de ses cinq vertèbres. L'effet de toute addition de vertèbres par en haut ou par en bas est d'ajouter une paire nouvelle. Cependant une coccygienne peut se souder en n'ajoutant qu'un seul trou ou même sans en ajouter ; c'est que son corps seul s'est réuni et que l'une ou les deux apophyses transverses n'ont pas suivi le mouvement ou se sont atrophiées (obs. 35 et 36). Il n'en est pas rigoureusement de même par en haut lorsqu'une vertèbre lombaire se soude, mais dans les premiers degrés l'un des trous peut ne pas être encore formé ou les deux.

Il en résulte qu'il est facile de concevoir un sacrum à 6 trous, une addition complète se faisant à la fois par en haut et par en bas. Dans l'une de mes observations, par exemple, une lombaire s'est ajoutée par en haut, ce qui a donné lieu à deux trous supplémentaires, un de chaque côté, et en même temps la première coccygienne s'est ajoutée par en bas, ce qui aurait dû lui donner deux autres trous ; total 6 paires de trous : 4 normales et 2 anormales. Mais il se trouve que cette 1re coccygienne, quoique ayant un corps gros et long, a perdu ses apophyses transverses dont l'union avec les angles latéraux inférieurs du sacrum donnent lieu aux trous supplémentaires d'en bas.

Et cependant, quoique le mode de production des sacrums à 6 trous soit si simple et que mon attention ait été fortement fixée sur eux, jamais je n'en ai rencontré. C'est que l'addition d'une vertèbre par en haut, ou mieux le travail d'hypergénèse osseuse auquel elle donne lieu, a pour effet de diminuer la tendance à un travail analogue dans le bas et éloigne la 1re coccygienne ou si celle-ci se soude tout de même, fait que sa soudure est incomplète ou nulle sur les côtés. Proposition qu'il ne faut pas confondre avec la suivante, qui paraît donner lieu à des effets contradictoires. Lorsqu'une vertèbre s'est annexée au sacrum par en haut, elle commence par se faire une place sur la surface auriculaire de l'os iliaque ; celle-ci augmente par en haut, mais en diminuant un peu par en bas, en sorte que la 3e sacrée semble chassée de cette surface auriculaire et tend à devenir libre au-dessous (obs. 24 et 26). L'os iliaque n'en a pas moins son compte d'apophyses transverses sacrées s'articulant avec lui, savoir : la vertèbre surajoutée, la 1re sacrée ancienne et la 2e sacrée ancienne qui s'est mise en lieu et place de la 3e relativement descendue. Par exception cependant j'ai vu cette 3e résister ; 4 vertèbres s'entassent alors et font converger leurs apophyses transverses vers la surface insuffisante de l'os iliaque (obs. 23, entre autres).

Rien en somme, n'est plus commun que le passage direct d'une vertèbre de la région sacrée à la région lombaire et réciproquement, la seule difficulté est de reconnaître un cas de l'autre. La même proposition est vraie de la région coccygienne à la région sacrée et réciproquement. C'est dire que les anomalies de nombre des pièces du sacrum par compensation sont très-fréquentes.

Mais en dehors de ce procédé une pièce du sacrum ne peut-elle apparaître ou se supprimer spontanément à l'aurore de l'existence ? Je déclare de suite que je ne crois pas que jamais on découvrira une anomalie par excès sans compensation du sacrum, non qu'elle ne se produise, mais parce que toute trace s'en effacerait rapidement par accommodation avec les parties voisines. J'ai vainement cherché le cas suivant, par exemple : 12 dorsales, 5 lombaires, une base du sacrum parfaite non suspecte, un sommet présentant des cornes descendant franchement, une 1re coccygienne libre et bien conformée et avec cela 5 paires de trous c'est-à-dire 6 vertèbres sacrées, 3 s'articulant avec l'os iliaque et 3 au dessous formant le sacrum complémentaire. Mais je ne m'en étonne pas, car dans la supposition que la vertèbre supplémentaire se produise par en bas il arriverait que par compensation le coccyx s'atrophierait, ses cornes ascendantes surtout ; celles du sommet du sacrum suivant l'impulsion en feraient autant et l'aspect définitif de l'os serait celui d'un sacrum à 6 vertèbres par addition d'une pièce coccygienne. Passons à la supposition contraire, une sacro-iliaque s'ajoute par en bas ; mais comme il n'en peut tenir que trois et même que deux à l'aise sur la surface iliaque, l'une des vertèbres de cette partie en sera chassée. Ce peut être la 3e normale qui ira renforcer le segment libre du sacrum ; mais le plus souvent ce sera la 1re qui s'élèvera et remplira davantage l'excavation inter-iliaque. Elle débordera de sa situation habituelle soit en masse, soit en se désoudant partiellement de la voisine. Or, cette hypothèse est réalisée précisément dans nos observations de vertèbre lombo-sacrée. Plusieurs, sans aucun doute, ne sont que des sacrées supplémentaires.

Il faut donc admettre la probabilité, ici comme dans les autres régions, de l'apparition d'une sacrée supplémentaire soit dans le segment iliaque, soit dans le segment libre ; mais l'adaptation principalement mécanique qui lui succède, déforme promptement la région, au point que l'addition ne peut plus être reconnue directement. Que l'on prenne connaissance de mes observations de 6e lombaire soudée, et l'on verra que s'il en est qui méritent le titre de lombaire supplémentaire, il en est qui certainement sont des sacrées supplémentaires. Si je n'avais craint de lasser l'attention, et s'il n'était difficile de faire passer une semblable conviction à l'aide d'une description, sans avoir le sujet sous les yeux, j'aurais donné 5 ou 6 observations où la production d'une sacrée supplémentaire dans le segment inférieur, avec compensation et adaptation secondaire, est évidente pour moi.

La suppression, au contraire, d'une vertèbre sacrée est un fait non moins rare à surprendre, et ne peut se concevoir que dans la partie sous-jacente à l'os iliaque. Remarquons, en effet, qu'il est une partie rigoureusement nécessaire au sacrum, et sans laquelle il ne peut exister, c'est celle qui répond aux deux vertèbres fondamentales, par l'intermédiaire desquelles les membres inférieurs s'attachent à la colonne. La 3e sacrée n'intervient que très-peu pour prêter son concours à cette fonction, et semble plutôt une réserve pour le cas où les deux principales viendraient à manquer. La 1re vertèbre sacrée et la 2e ne sauraient donc faire défaut, la 1re peut glisser en haut, se détacher plus ou moins et même se transformer en lombaire, mais alors la 2e prend sa place et la 3e celle de la 2e. Il importe médiocrement qu'il y ait 11, 12 ou 13 dorsales, 4, 5 ou 6 lombaires, 2 ou 3 sacrées accessoires, mais le chiffre de 2 plus ou moins soutenues par une 3e est indispensable pour servir de point d'appui aux membres inférieurs (voir obs. 15).

Ceci me ramène à me demander s'il existe des sacrums à trois trous. A proprement parler je n'en ai vu qu'un cas, mais c'était chez un enfant dont le coccyx cartilagineux n'avait aucune trace de divisions à l'œil nu. Il avait quatre ans, la formule de sa colonne était la suivante : 7 cervicales, 12 dorsales, 5 lombaires, 3 sacro-iliaques, une seule sacrée-libre. Il n'avait donc que 3 paires de trous produits par 4 vertèbres. En revanche, j'en ai vu plusieurs dans lesquels tout le reste de la colonne étant normale, il n'y avait que 3 trous d'un côté et 4 de l'autre, par suite de la résorption ou du défaut de développement de l'une des apophyses transverses de la dernière sacrée (obs. 20). D'autres fois, le 4e trou manquait absolument d'un côté et était incomplet de l'autre; ce qui résultait d'un travail de séparation de la dernière sacrée, commençant à s'opérer. Le sommet du sacrum pourrait donc perdre une vertèbre comme elle en gagne une par l'addition d'une 1re coccygienne. De là la possibilité d'un sacrum à 3 paires de trous.

Prenant la question de plus haut, il est, du reste, évident que le sacrum dans son ensemble peut manquer d'une de ses vertèbres propres. Souvent, dans mes dernières observations, le cas suivant se présente : le sacrum porte à ses deux extrémités une vertèbre supplémentaire, l'une manifestement lombaire, l'autre manifestement coccygienne : or, entre les deux il ne reste que 4 vertèbres appartenant en propre au sacrum. (Comparez les observations 26, 28, 29, 31.)

Ainsi au sacrum se produisent les trois sortes d'anomalies observées dans les régions dorsale et lombaire : les anomalies par compensation, mais ici la compensation revêt une physionomie spéciale, c'est le passage direct d'une vertèbre d'une région à l'autre, favorisé par une disposition ostéogénésique particulière à cette zone et suivi d'une accommodation des parties ; les anomalies par excès et les anomalies par défaut, mais avec une accommodation si rapide et si parfaite, qu'il est difficile de surprendre le fait dans toute sa simplicité.

Une réflexion avant de me résumer. Au sacrum, comme aux lombes, au dos, aux côtes, à la 7ᵉ cervicale ; qu'il s'agisse de l'un ou de l'autre segment caudal s'allongeant ou diminuant, — de la base du sacrum se transportant une vertèbre plus haut ou une vertèbre plus bas, — de la colonne lombaire, répartissant dans toute son étendue les modifications que sollicite l'addition ou la soustraction d'une vertèbre, à sa limite inférieure — des deux dernières thoraciques, prenant les caractères de vertèbres de transition, quelles que soient les anomalies s'opérant dans les vertèbres sus-jacentes et quel que soit leur numéro d'ordre, 10ᵉ et 11ᵉ, ou 12ᵉ et 13ᵉ — ou enfin de l'apparition d'une côte à la 7ᵉ cervicale ou à la 1ʳᵉ lombaire, toujours on se heurte à une grande loi physiologique que les mots de compensation, d'accommodation et d'adaptation expriment. Une somme de travail est exigée pour remplir telle fonction, pour produire tel résultat nécessaire. A cette somme de travail répond une somme et une manière d'être d'organes. Un changement s'opère-t-il dans ceux-ci, aussitôt la réparation commence, les organes restés ou ajoutés s'approprient aux usages, au but, aux rapports nouveaux.

Les mots de compensation et d'accommodation n'ont cependant pas rigoureusement la même acception dans le langage des auteurs vis-à-vis des anomalies de la colonne. La compensation prétend expliquer certains cas seulement, dont la production remonte à la vie intra-utérine, tandis que l'accommodation répond à l'idée d'une compensation secondaire et désigne des phénomènes qui se passent pendant la vie extra-utérine jusqu'à vingt ans d'abord, puis jusqu'à la sénilité.

Est-il certain d'abord que dans les phénomènes primitifs en question il entre une part de compensation ou mieux de balancement, car c'est la pensée qu'on entend par là exprimer? Je prends les cas simples : le nègre du Burnou à 4 lombaires sans autre désordre dans toute l'étendue de la colonne, l'Européen à 11 côtes de l'Institut anthropologique, l'enfant à 13 côtes dans la même collection. D'autre part se présentent plusieurs cas à 11 côtes et 6 lombaires, et plusieurs à une paire cervicale de côtes en haut et une paire disparue en bas. Toute la différence entre les deux séries, c'est que dans la première le désordre ne porte que sur un point, tandis que dans la seconde il porte sur deux points. On veut que les deux anomalies soient solidaires. C'est un à priori, rien dans leur observation anatomique ne vient à l'appui de cette théorie. C'est du parallélisme plus que du balancement. La cause physiologique, le trouble de formation plutôt que d'évolution qui a produit un écart sur un point en a produit un second sur un autre, sinon un troisième et plus en même temps.

L'accommodation qui se manifeste dans le cours de l'accroissement des organes, répond bien mieux à l'idée d'une compensation. Les parties s'adaptent aux rapports nouveaux, elles se modifient pour suppléer à une insuffisance, pour contrebalancer un excès, pour corriger une imperfection, un changement de forme, de volume. C'est la reproduction de ce qui se passe en orthopédie, lorsqu'une courbure se forme pour compenser une autre courbure pathologique, et rétablir l'équilibre; de ce qui a lieu lorsqu'un muscle augmente de force et de volume, parce que son congénère a été supprimé, lorsque des vaisseaux se développent dans un lambeau de peau emprunté au voisin, en autoplastie, etc. Au sacrum, cette compensation secondaire domine toute la question des anomalies de la région, et prouve la solidarité entre toutes ses parties. C'est elle qui est cause que dans une colonne dorsale à 11 vertèbres, on ne peut dire avec certitude celle qui manque. A ne voir que les caractères particuliers si tenaces des vertèbres situées sur les confins de deux

régions, on s'imaginerait que jamais elles ne sont le siége d'anomalies, cela signifie simplement que les voisines se sont modifiées, transformées pour prendre leur place et en remplir les
fonctions. La force d'accommodation prodigieuse que présente le
sacrum est au fond la même dans la région thoracique de transition et en vérité partout. Mais au sacrum elle se complique
de phénomènes d'hypergénèse ou d'atrophie des tissus osseux
qui rendent l'accommodation plus frappante.

En résumé, les anomalies observées à la colonne vertébrale sont
de deux sortes au point de vue de leur production. Les unes sont
dues à une cause essentiellement primitive, qui s'exerce peut-
être pendant les premiers temps de la vie intra-utérine, mais qui
existe dès l'instant de la conception lorsque les deux germes avec
leurs prédispositions propres et multiples s'unissent pour n'en
former qu'un qui est la résultante. Consécutivement les forces
de l'organisme interviennent, mais accessoirement pour accom-
moder l'état de choses créé avec les fonctions à remplir quand
même. Les autres sont peut-être influencées par quelques prédispositions analogues dès les premiers jours de l'embryon, mais
elles résultent surtout d'un trouble dans le développement régulier
des organes, dans l'ossification des os et l'accroissement du corps
d'une manière générale. L'accommodation y prend une part plus
grande dans la forme définitive de l'anomalie que dans les cas
précédents. Les anomalies de la première sorte sont forcées en
quelque sorte, dès qu'il s'est opéré un premier mouvement dans
ce sens. Celles de la seconde ont besoin de se confirmer. L'enfant
à 13 côtes et l'homme à 11 côtes, les cas à 11 dorsales et 6 lombaires rentrent dans la première catégorie à laquelle convient
l'épithète de *congénitale*. Les paires de côtes cervicales ou lombaires en plus, les passages de vertèbre du coccyx ou des
lombes au sacrum, ou réciproquement, rentrent dans la seconde
catégorie à désigner sous le nom d'*accidentelle*.

De ces deux espèces d'anomalies, laquelle peut venir à l'appui
des idées transformistes du jour? Les deux.

Qu'un trouble accidentel dans l'évolution des organes se
répète pendant un certain nombre de générations (or, rien n'est
accidentel dans l'univers, à toutes choses il y a une cause, ici il
faut la chercher à la fois dans l'organisme et dans le milieu exté-
rieur) et que le hasard fasse que les individus ainsi conformés ne

s'unissent qu'entre eux, et il pourra surgir un type nouveau comme celui des moutons ancons, ou celui des bœufs sans cornes. C'est par ce mécanisme, c'est-à-dire par sélection naturelle, qu'on pourrait imaginer la formation d'une race humaine polydactyle.

Les anomalies congénitales ont une tout autre portée, et me ramènent à mon point de départ, lorsque j'ai songé à dresser le bilan des variations de la colonne vertébrale chez l'homme. Les causes mystérieuses qui président à la détermination des caractères de l'individu sont de deux sortes, ai-je dit : les unes, qui font ressembler les enfants à leurs ancêtres, conservent le type et parfois reproduisent après un laps de temps infini un caractère en apparence éteint, c'est l'hérédité ; les autres, qui au contraire font diverger les caractères, c'est la variabilité. Il y a la variabilité ordinaire, qui se constate ; elle existe en dehors de toutes les incitations physiques appréciables par nous : deux feuilles d'un même arbre ne se ressemblent pas, deux vagues de l'Océan ne sont pas identiques ; et la variabilité par atavisme, qui est apparente ; c'est une forme, un caprice de l'hérédité, la réminiscence d'un passé lointain, le reste qui se ranime de quelque type ayant figuré dans les généalogies multiples des deux lignées paternelle et maternelle. Dans la variabilité ordinaire une manière d'être se produit ; dans celle-ci un caractère qui a déjà existé reparaît. C'est là que le transformisme intervient et trouve une preuve en faveur de la dérivation des espèces les unes des autres.

Il reste à savoir si les variations assez nombreuses du rachis que j'ai indiquées sont dans les limites que tous admettent dans le sein de l'espèce, ou si elles vont au delà. Poser la question, c'est la résoudre. On peut contester à la rigueur qu'une côte cervicale ou lombaire complète de plus soit un caractère d'espèce. On objectera avec plus de raison qu'une vertèbre de plus ou de moins sur les confins des lombes et du sacrum, n'établit pas une distinction suffisante. L'existence d'une vertèbre de plus dans le premier segment caudal au détriment du second, n'a pas une grande valeur non plus. Mais une vertèbre en plus ou en moins, au beau milieu d'une région, sans la plus faible perturbation dans la colonne, est nécessairement un caractère d'espèce, sinon de genre ; ou bien toutes les distinctions de groupes établies par les zoologistes sont de pure convention. Notre enfant à 13 dorsales parfaites et 13 côtes, notre homme à 11 dorsales et

11 côtes sans compensation non plus, le nègre du Burnou à 4 lombaires sont des arguments. Ailleurs on peut soutenir que les phénomènes de compensation établissent la nature accidentelle de l'anomalie, ici le caractère physiologique de la déviation est certain, c'est un fait normal et non un accident.

Est-ce à dire que ces variations rares soient la preuve qu'à une époque quelconque il a existé des espèces d'hommes ou de précurseurs de l'homme, sous quelque forme que ce soit, les unes à 13 dorsales, les autres à 11, et que notre espèce actuelle soit un compromis entre elles, un résultat des croisements? ou bien faut-il y voir de simples phénomènes de variabilité exagérée, et se demander si, les circonstances aidant, ils ne pourraient devenir le point de départ d'espèces nouvelles dans l'avenir? Ce sont là des questions aujourd'hui insolubles. Nous savons ce que nous sommes, nous ignorons encore ce que nous avons été et ce que nous serons.

III. OBSERVATIONS A L'APPUI.

Observation 1. — Squelette articulé du musée de Clamart. 7 cervicales, vestige de côte sur la septième, 11 dorsales, 11 côtes ordinaires, 6 lombaires, 5 sacrées.

Toutes les cervicales sont normales, sauf l'apophyse transverse gauche de la 7e. Elle s'est épaissie, arrondie et allongée de manière à ressembler exactement à l'apophyse correspondante de la 1re dorsale qui est au-dessous. De plus, un prolongement part de son sommet, long de 2 centimètres, qui se coude et se porte obliquement en avant et en dehors comme pour se réunir à une côte qui ferait partie de la racine antérieure, mais qui fait défaut. Cette racine antérieure ne se ressent nullement, du reste, de ce voisinage et est aussi grêle que d'habitude. A droite l'apophyse transverse est normale, sauf que son tubercule terminal commun aux deux racines est plus fort.

Les trois sous-régions de la colonne dorsale sont distinctes : la première, de la 1re dorsale à la 4e ou 5e; la deuxième, de ce point à la 10e inclusivement (ici une 9e); et la troisième comprenant les dernière et avant-dernière dorsale. Le changement de régime et de largeur se fait sentir comme d'habitude en passant de cette 9e à la 10e actuelle. Les corps des dernière et avant-dernière dorsales portent leur facette costale articulaire au lieu d'élection. Les deux dernières côtes sont écartées de leurs apophyses transverses correspondantes, plus courtes et plus rejetées en arrière que les apophyses qui précèdent. La dernière dorsale et la 1re lombaire ont seules leurs apophyses transverses à deux tubercules. Les ligaments empêchent de voir si la dernière dorsale est reçue, il semble que oui. L'apophyse épineuse des dernière et avant-

4

dernière a son bord supérieur sensiblement horizontal. En somme, les dernière et avant-dernière sont bien des 11ᵉ et 12ᵉ ordinaires, malgré leur numéro actuel. De même. la 1ʳᵉ lombaire est bien une 1ʳᵉ et la 6ᵉ lombaire une 5ᵉ bien nette. Cette 6ᵉ lombaire est libre dans toute son étendue, en avant comme en arrière, et remplit l'excavation inter-iliaque sans cependant remonter aussi haut que si c'était une véritable 5ᵉ. Le promontoire du sacrum est au-dessous, en son lieu habituel, et se continuant exactement avec le détroit supérieur.

	Mesures absolues.	Proportion à l'antépénultième.
Longueur moyenne des deux antépénultièmes côtes.	195ᵐᵐ	100 0
— des deux avant-dernières.......	170	87 2
— des deux dernières....	135	69.2

		Proportion au total.
Longueur dorsale au ruban........................	235	541
— lombaire au ruban....................	193	451

Tendance à la production d'une côte cervicale d'un seul côté ; suppression d'une vertèbre dorsale sans que l'on puisse dire laquelle, les deux dernières dorsales ayant leurs caractères habituels ; une lombaire supplémentaire ; le tout sans autre désordre : tel est le résumé de cette observation.

Observation 2. — Colonne libre, c'est-à-dire réduite à ses vertèbres et sans disque. Collect. Tramont. 7 cervicales, vestige d'un côté et côte cervicale de l'autre, 12 dorsales, 12 côtes, 5 lombaires, sacrum = 2 1/2 + 2 1/2.

La 7ᵉ cervicale présente à gauche une apophyse transverse, semblable à celle de la 1ʳᵉ dorsale et ayant à son sommet une facette articulaire costale ; le corps vertébral du même côté possède une facette articulaire costale entière. Conclusion : il y avait à gauche une côte bien conformée en arrière, et qui a été égarée.

A droite, la racine postérieure de l'apophyse transverse est hypertrophiée et porte à son sommet un tubercule qui se contourne obliquement en avant et en bas, de la longueur de 16 millimètres ; la racine antérieure est comme d'habitude. Conclusion : il y a tendance à la formation d'une côte aux dépens de la racine postérieure du côté droit.

La 10ᵉ dorsale a sa facette costale du corps vertébral abaissée et entière comme si c'était une 11ᵉ. La facette de même ordre de la 11ᵉ ressemble à celle de la 12ᵉ. Il y aurait donc deux 12ᵉˢ dorsales d'après ce détail seul. Tout le reste de la colonne normal.

Observation 3. — Squelette de rachitique. Musée de Clamart. 7 cervicales, 12 dorsales, 12 côtes ordinaires, 5 lombaires, sacrum à 4 trous, c'est-à-dire à 5 vertèbres.

Paire de côtes supplémentaire sur la 7ᵉ cervicale. Celle de droite complète, s'articulant avec l'angle supérieur du sternum par un cartilage placé au-dessus et au contact de celui de la 1ʳᵉ côte dorsale.

Celle de gauche de 2 centimètres et demi de longueur, incomplète, si toutefois il ne faut la considérer comme un simple prolongement de la racine postérieure comme dans l'observation n° 1, mais plus prononcé. Ici encore la racine antérieure aurait failli à son rôle dans la formation de la côte de ce côté.

Observation 4. — Négresse du Muséum, don de Serres. 7 cervicales, 11 dorsales, 11 côtes ordinaires, 6 lombaires, 5 sacrées, 1re coccygienne soudée.

Paire de côtes incomplètes sur la 7e cervicale, c'est-à-dire ne s'articulant pas par un cartilage avec le sternum. Ce sont des côtes flottantes, celle de droite a 57 millimètres de la tubérosité à son extrémité et celle de gauche 52. Leurs tête et col et les apophyses correspondantes sont conformés comme à la 1re dorsale.

La dernière dorsale (la 11e ici) recouvre et est recouverte ; c'est la 1re lombaire qui, étant recouverte, mais *reçue*, remplit son rôle à la base du thorax. Apophyses transverses de l'avant-dernière dorsale monotuberculeuse, de la dernière dorsale et de la 1re lombaire bituberculeuse. Les facettes costales du corps des dernière et avant-dernière dorsales sont celles de 11e et 12e ordinaires. La 6e lombaire a tous les caractères d'une 5e par la façon dont elle remplit l'intervalle iliaque, par l'épaisseur de ses apophyses transverses en antéversion, par l'étendue transversale de son arc postérieur opposée à sa brièveté verticale et par sa forme en coin. Sacrum normal, à promontoire au bord antérieur de sa base, mais à 1re coccygienne soudée au sommet.

Longueur de la colonne dorsale : 228 millimètres ; longueur de la colonne lombaire : 215. Rapports des deux au tout : 514 et 485.

	Mesures absolues.	Proportion à l'antépénultième.
Longueur de l'antépénultième côte.	145mm	100.0
— de l'avant-dernière.	135	93.0
— de la dernière.	95	65.6

Observation 5. — Négresse de l'île Bourbon, 38 ans, don de Serres, Muséum. 7 cervicales, 12 dorsales, 12 côtes ordinaires, 5 lombaires, 5 sacrées, 1re coccygienne soudée. Paire de côtes cervicales supplémentaire.

Région cervicale. — Côte de droite longue de 65 millimètres, se terminant au milieu de l'intervalle entre le rachis et le sternum par une sorte de moignon. Côte de gauche de 75 millimètres, atteignant le sternum ou du moins un boursouflement osseux qui en prolonge l'angle supérieur externe. La 1re côte dorsale mesurée de même a une longueur de 80 millimètres.

La façon dont la transformation s'est opérée est identique des deux côtés et comme il suit : La racine postérieure de l'apophyse transverse, développée en hauteur et aplatie d'avant en arrière dans les cas ordinaires, s'est ici arrondie, allongée et encroûtée de cartilage à son extrémité pour s'articuler avec la côte de nouvelle formation. La racine postérieure, relativement grêle à l'état normal, s'est élargie et aplatie de haut en bas, désoudée à son insertion et prolongée en côte, si bien qu'en ne considérant que ce cas et le précédent, on croirait que cette racine joue le rôle principal, ou mieux, primordial, dans la formation de la côte.

Région dorso-lombaire. — Apophyse transverse des trois dernières dorsales typiques, la 10e globuleuse ou unituberculeuse, la 11e à trois tubercules indiqués, la 12e à trois tubercules prononcés, sans que l'externe soit plus marqué que d'habitude. Facette costale du corps vertébral un peu éloignée du bord supérieur à la 10e dorsale, normale aux 11e et 12e, sauf que la facette est plus rapprochée du pédicule et l'intervalle entre l'apophyse transverse et la côte moindre que d'habitude ; on y soupçonne un vestige d'articulation. C'est la 11e dorsale dont les apophyses articulaires inférieures sont reçues. En somme, il y a trouble dans les caractères de la région dorsale de transition, mais sans portée. 1re lombaire bien faite, à apophyse transverse tuberculeuse, le tubercule externe ou apophyse costiforme plus long, mais comme d'ordinaire. 5e lombaire normale.

Région sacro-coccygienne. — 3 vertèbres sacro-iliaques, 2 sacrées libres. Promontoire au lieu d'élection. Au sommet du sacrum se voit le corps seul d'une 1re pièce coccygienne soudée sous un angle de 70° environ ouvert en avant ; aucun trou supplémentaire n'en résulte par conséquent et l'on peut négliger cette pièce dans l'appréciation du sacrum.

Longueur dorsale au ruban : 248 millimètres. Longueur des lombes : 168. Rapport des deux au total : 596 et 404.

	A droite.	A gauche.	Rapport moyen à la 10e
Longueur de la 10e côte..............	150mm	160mm	100.0
— de la 11e côte..............	120	130	80.6
— de la 12e côte..............	44	85	41.3

La côte inférieure droite est donc très-diminuée.

Conclusion : Il y a une paire de côtes cervicales supplémentaire, s'articulant avec le sternum d'un côté, sans aucune compensation, comme dans l'observation 4, sauf que la dernière côte droite est atrophiée. Tout est normal dans la colonne, à l'exception de la 7e cervicale. Les 10e, 11e et 12e dorsales présentent cependant une légère perturbation. C'est la 11e qui par sa réception dans les apophyses articulaires de la 12e tend à marquer la fin du thorax. Le thorax s'est élevé d'un anneau en avant, dirait-on ; le mouvement tend à se communiquer à la partie postérieure, qui voudrait s'élever aussi d'une vertèbre, mais les côtes inférieures n'ont pas obéi à l'impulsion.

Observation 6. — Indigène des îles Tonga. Muséum. 7 cervicales, 12 dorsales, 5 lombaires, 5 sacrées, 4 coccygiennes.

Tout normal, sauf qu'il existe un vestige de côte sur les apophyses transverses de la 1re lombaire. L'apophyse transverse de la 11e dorsale présente la première indication d'une division en trois tubercules ; les trois tubercules sont plus prononcés à la 2e, l'un supérieur, interne et ascendant ou mamillaire, l'autre inférieur, moyen ou styloïde, et le troisième externe ou costiforme. A la 1re lombaire c'est la même disposition, sauf que le tubercule costiforme allongé en apophyse transverse s'est détaché et forme un vestige de côte de 1 centimètre à gauche et de 18 millimètres à droite, qui s'articule par une surface oblique avec le tronçon demeuré adhérent de l'apophyse. Cette articulation n'eût pas existé, qu'on aurait dit simplement que l'apophyse transverse de la 1re lombaire est plus longue que d'habitude. Ce vestige costiforme aurait été perdu par le préparateur, qu'il y aurait une apophyse costiforme tronquée. munie d'une surface cartilagineuse articulaire, comme j'en ai rencontré plusieurs cas.

Observation 7. — Garçon de 6 ans. Laboratoire d'anthropologie de M. Broca. 7 cervicales, 13 dorsales, 13 paires de côtes, 5 lombaires.

La 7e cervicale, la 1re dorsale et la 1re paire de côtes ne présentent rien de particulier. ¡La 12e côte, par sa physionomie générale et par sa longueur, se rapproche manifestement de la 13e et nullement de la 11e, en sorte que l'impression immédiate, c'est qu'elle est la côte ajoutée.

Si l'on regarde la colonne en arrière dans sa région de transition, on remarque à l'instant que l'antépénultième dorsale (11e ici) est plus étroite que la pénultième (12e ici), ce qui est contraire à la règle ; on croirait que le préparateur les a interverties, si les ligaments qui unissent toutes les parties du rachis n'étaient encore en place.

Si l'on se tourne vers le corps des vertèbres, on trouve la facette costale à sa place ordinaire sur les dernière et avant-dernière dorsales et située comme dans une 11e sur l'antépénultième. Quant aux apophyses transverses, elles ne disent rien, le sujet est trop jeune pour que leur extrémité soit bien formée ; la première bituberculeuse est la dernière ou 13e. Enfin la dernière est reçue dans la 1re lombaire, ce qui fait que la limite inférieure du thorax est normale, comme s'il s'agissait d'une 12e dorsale.

En somme, l'addition de pièces, si l'on peut se fier à des caractères qui se sont constitués après coup, ou mieux, adaptés à l'état de choses, serait très-irrégulière : c'est une 11e vertèbre et une 12e côte qui se sont ajoutées. Il est certain en tous cas que la 10e est normale, que la région de transition s'est accrue d'une vertèbre, et que là où il y a deux vertèbres d'ordinaire, il y en a trois ici.

Aucun retentissement au-delà de cette région circonscrite. La 5e lombaire a tous les caractères d'une 5e. L'âge du sujet ne permet pas de voir si la 1re coccygienne est libre.

Suivent les dimensions des dernières côtes. Il va sans dire que les valeurs relatives doivent seules être prises en considération. La 11e étant la vertèbre doublée pour moi, c'est à la 10e que se rapporte la comparaison :

		Rapport à la 10e.	Rapp. moy. ordinaire.
Longueur de la 10e côte...............	95mm	100.0	100.0
— de la 11e côte...............	81	85.2	85.4
— de la 12e côte...... ,........	46	48.4	} 50.0
— de la 13e côte...............	31	33.1	

C'est la moyenne des deux côtés. Ces rapports sont à l'appui de mes conclusions que c'est une 11e côte qui a doublé.

Observation 8. — Enfant de 7 ans. Musée de Clamart. 7 cervicales, 12 dorsales, 5 lombaires, sacrum $= 3 + 2$. Dédoublement de la 3ᵉ côte gauche.

Ce squelette est normal sous tous les rapports, sauf ce qui concerne cette seule côte. En arrière elle commence comme d'habitude par une tête s'articulant avec le bord inférieur de la 2ᵉ dorsale et le bord supérieur de la 3ᵉ dorsale, et un peu plus loin avec la face antérieure du sommet de la 3ᵉ apophyse transverse. A 1 centimètre au-delà de ce sommet commence à se dessiner la division en deux côtes; bientôt la division inférieure s'isole; pendant 2 centimètres elle continue son trajet au-dessous de sa jumelle et dans le même plan, celui de la paroi thoracique, se rapproche ensuite d'elle et peu à peu s'y soude totalement, la côte étant alors deux fois aussi large que d'ordinaire et constituée par deux côtes bord à bord. Un peu avant d'arriver à l'extrémité sternale, leur séparation s'opère à nouveau; la division inférieure, moins importante, donne la première naissance à un cartilage sternal, la supérieure n'émettant le sien que 1 centimètre et demi plus loin. Après un trajet indépendant d'au moins 4 centimètres, les deux cartilages se réunissent par leurs bords contigus et aboutissent, ne faisant qu'un, au sternum, comme d'habitude.

Longueur de la corde allant de la tête de la côte au sternum, 9 centimètres. *Idem*, à l'extrémité antérieure de la côte supérieure, 9 centimètres aussi. *Idem*, à l'extrémité de la côte inférieure, 8ᶜ,5. Longueur de l'indépendance complète des deux côtes, 3ᶜ,3, la largeur de la boutonnière qui en résulte étant de 6 à 8 millimètres. Longueur du cartilage sternal supérieur, 4ᶜ,2. Longueur du cartilage inférieur, 2ᶜ,8.

Observation 9. — Fœtus de 35 centimètres de hauteur. Laboratoire d'anthropologie de M. Broca. 7 cervicales, 12 dorsales, 5 lombaires.

Tout est normal, sauf un dédoublement en avant de la 4ᵉ côte, qui rappelle exactement les deux racines par lesquelles les premières côtes prennent naissance sur la colonne chez le crocodile et le caïman. C'est dans une très-petite étendue que ce dédoublement s'opère, mais cela suffit pour montrer deux côtes bien formées, pourvues de deux cupules terminales, de chacune desquelles naît un cartilage costal indépendant. Tous deux marchant parallèlement vont s'insérer isolément sur le bord externe du sternum.

Observation 10. — Géant du laboratoire d'anthropologie de M. Broca. Homme de 45 ans, Français. Taille de 2ᵐ,100 mesurée horizontalement sur le cadavre. Taille du squelette monté, 2ᵐ,085.

7 cervicales, 12 dorsales, 12 côtes, 5 lombaires, sacrum $= 2 + 3$, 1ʳᵉ coccygienne libre.

La 7ᵉ cervicale, les trois dernières dorsales, la 1ʳᵉ et la 5ᵉ lombaires sont normales. De la 4ᵉ ou 5ᵉ dorsale la longueur des vertèbres s'accroît très-sensiblement en arrière jusqu'à la 10ᵉ, qui est plus forte que d'habitude. La 11ᵉ se rétrécit vivement et la 12ᵉ davantage, puis l'élargissement augmente jusqu'en bas. L'apophyse transverse de la 10ᵉ est unituberculeuse, celle de la 11ᵉ bituberculeuse à gauche seulement, la 3ᵉ est trituberculeuse et la 4ᵉ redevient bituberculeuse parce que le vestige de l'apophyse styloïde a avorté. Le tubercule externe de la 12ᵉ a cela de particulier, d'être presque nul, en sorte que les auteurs qui plus bas, aux lombes, réservent le mot d'apophyse transverse à la partie horizontale qui représente la côte, diraient que la 12ᵉ dorsale n'a pas d'apophyse transverse. 12ᵉ dorsale reçue dans la 1ʳᵉ lombaire. Facette costale des 11ᵉ et 12ᵉ comme d'habitude.

La longueur de la 1ʳᵉ côte mesurée au bord externe de la courbe et au ruban est de 170 millimètres ; la 6ᵉ a une longueur de 280 millimètres ; la 10ᵉ, de 255 ; la 11ᵉ, de 163, et la 12ᵉ, de 30 (moyenne des deux côtés).

Les mêmes longueurs, mesurées directement de la tête à l'extrémité (corde), suivant mon habitude, sont de 80 millimètres à la 1ʳᵉ côte, 230 à la 6ᵉ, 190 à la 10ᵉ, 136 à la 11ᵉ et 35 en moyenne à la 12ᵉ.

Le rapport des 11ᵉ et 12ᵉ à la 10ᵉ = 100,0 est donc de 71,5 et 18,5, tandis qu'à l'état ordinaire il est de 85,4 et 56,4.

Enfin, la longueur dorsale au ruban prise en avant est de 375 millimètres, la longueur lombaire de 248, et leur rapport respectif au total = 100 de 60,2 et 38,2.

Observation 11. — Homme de 50 ans environ. Musée de la Société d'anthropologie. Taille du squelette monté de 178,5. 7 cervicales, 11 dorsales, 11 côtes, 5 lombaires, 5 sacrées.

Région cervicale.—Normale. Les racines postérieures des apophyses transverses de la 7ᵉ vertèbre sont plutôt hautes et fortes, leurs racines antérieures grêles comme d'habitude. Le tubercule qui leur est commun au sommet ne manifeste aucune tendance à un accroissement quelconque.

Région dorsale et côtes. — Le bord supérieur de la 1ʳᵉ dorsale a une facette costale entière. Les trois premières apophyses épineuses dorsales sont modérément obliques, les 4ᵉ et 5ᵉ ont le maximum d'obliquité ; à la 6ᵉ, 7ᵉ et 8ᵉ, elles se relèvent un peu ; à la 9ᵉ, c'est très-évident ; à la 10ᵉ et à la 11ᵉ, elles sont sensiblement horizontales, du moins par leur bord inférieur. — Largeur maxima de la colonne, du sommet d'une apophyse transverse à l'autre, 82 millimètres à la 1ʳᵉ dorsale ; diminution jusqu'à la 4ᵉ, qui a 64 millimètres ; augmentation de la 5ᵉ à la 7ᵉ ; diminution à la 8ᵉ et à la 9ᵉ, brusquement plus forte à la 10ᵉ, puis à la 11ᵉ, soit de 8 millimètres dans ces deux dernières. Les neuf premières apophyses transverses sont dirigées en dehors et un peu en haut et ont un sommet mamelonné comme d'habitude ; les deux dernières (10ᵉ et 11ᵉ ici) sont déjetées en masse en arrière et assez peu en haut et en dehors et présentent, l'avant-dernière deux tubercules et la dernière trois ; ni la dernière ni l'avant-dernière n'ont de facette costale articulaire. Quant aux facettes articulaires du corps pour les côtes, elles sont doubles au bord supérieur et au bord inférieur pour toutes les vertèbres ; au bord inférieur de la 9ᵉ, il n'y en a pas ; à l'avant-dernière, ici la 10ᵉ, il y a une facette entière à quelques millimètres au-dessous du bord supérieur, et à la dernière, ici la 11ᵉ, une facette semblable, mais en plein milieu du corps, près du pédicule. Enfin la dernière dorsale, la 11ᵉ ici, est recouverte par les apophyses articulaires inférieures de la 10ᵉ et a ses propres apophyses articulaires reçues dans les supérieures concaves de la 1re lombaire. Par conséquent, tout est rigoureusement normal, comme si la 9e dorsale était une 10e, la 10e une 11e et la 11e une 12e.

Les deux dernières côtes, d'autre part, n'ont pas de facette articulaire ni de tubérosité, comme s'il s'agissait de 11e et de 12e ordinaires. Peut-être leur tubérosité est-elle un peu plus indiquée pourtant. Voici leur longueur (corde), ainsi que celle de la 10e (de fait la 9e), avec les rapports moyens entre le côté droit et le côté gauche. En regard sont inscrits les chiffres et rapports correspondants habituels :

	Sur ce sujet.	Moy. ordinaire.
Longueur de la 10e côte	215^{mm}	175^{mm}
— de la 11e côte	182	149
— de la 12e côte	135	98
Rapport de la 11e à la 10^e	846	854
— de la 12e à la 10^e	628	564

N. B. — Ne pas oublier que ces 10e, 11e et 12e côtes sur ce squelette à 11 côtes sont des 9e, 10e, et 11e ; c'est au point de vue de leurs caractères que je leur donne ici cette épithète.

Région lombaire. — La 1re vertèbre a ses divisions ordinaires sur l'apophyse transverse, la moyenne ou styloïde très-peu indiquée. La 4e a le corps vertébral le plus volumineux, la 5e son corps caractéristique en coin, ses apophyses transverses grosses, arrondies et en antéversion. Si l'on inscrit tous les sommets des apophyses transverses dans une ligne continue, on obtient une ellipse, dont le plus petit diamètre est à la 1re lombaire et le plus grand à la 3e. La largeur prise en arrière d'une apophyse articulaire à l'autre diminue de la 5e à la 1re, tandis que la hauteur du corps de l'arc postérieur augmente. La première est de 51 millimètres à la 1re lombaire et de 29 à la 5e, et la seconde de 24 à la 1re et de 33 à la 5e. Il n'y a donc aucune différence appréciable avec l'état normal dans les vertèbres lombaires.

Région sacro-coccygienne. — Sacrum à 4 trous et 5 vertèbres, 3 s'articulant avec l'os iliaque et 2 au-dessous. 1re vertèbre coccygienne non pas soudée, mais articulée ou juxtaposée au sommet du sacrum par la facette du corps, ses cornes et ses apophyses transverses. De sorte qu'en détachant cette pièce, on a d'une part le sommet ordinaire du sacrum avec son V médian à branches tuberculeuses tendant la main (cornes du sacrum) au coccyx, les échancrures latérales à concavité inférieure et les angles latéraux saillants ; et de l'autre une 1re coccygienne avec ses cornes dirigées en haut et présentant leur talus lisse en dessous et ses apophyses transverses rudimentaires allant à la rencontre des angles latéraux inférieurs du sacrum. En un mot, tout est aussi simple et typique que d'habitude, si l'on se donne la peine de détacher la première pièce coccygienne.

Il en résulte qu'une vertèbre et une paire de côtes ont disparu gratuitement sur ce squelette sans qu'on puisse y découvrir en aucun lieu de lacune soit matérielle, soit physiologique. Outre les caractères que je viens d'indiquer, j'ai pris en considération tous ceux indiqués dans ce travail et qui concernent les gradations de volume et de configuration d'une vertèbre à l'autre en place, et nulle part je n'ai pu découvrir de défectuosité.

Il n'est donc pas possible de supposer que le préparateur ait égaré les trois pièces manquant : une vertèbre et deux côtes. Partout où les vertèbres ont des caractères décisifs, partout ils se retrouvent; la région dorsale de transition, en particulier, ne présente pas la plus petite singularité. En faisant cette hypothèse théorique que la nature aurait supprimé dans la vie intra-utérine une vertèbre donnée, il faudrait convenir que l'adaptation de celles qui restent s'est si} bien faite après, que les choses sont actuellement comme si l'organisation que ce squelette représente avait été telle dès l'origine des temps. Par un ensemble de considérations lors de ma présentation à la Société d'anthropologie, j'étais arrivé à conclure que la vertèbre absente physiologiquement était une 10e, et qu'à coup sûr ce n'était ni une 11e ni une 12e. J'y renonce à présent. C'est sur le tout et non sur un point que la suppression s'est opérée.

Suivent quelques mesures qui concernent les deux régions du tronc, leur longueur prise en avant au ruban et le rapport de chacun = 100 ; dans la seconde colonne sont reproduites les moyennes ordinaires.

	Sur ce sujet.	Moy. ordinaire.
Longueur du rachis dorsal.......................	287mm	284mm
— lombaire...................	210	196
Rapport du premier au tout.....	577	592
— du second au tout.......	422	408 .

D'où il résulte que la région dorsale a diminué de 2 pour 100 de la somme des régions dorsale et lombaire, et la région lombaire augmenté de 2 pour 100. Il y a donc eu compensation, mais seulement de volume, dans les parties, ce qui est un argument de plus à apporter à toutes les preuves *de visu* contre l'hypothèse d'une vertèbre et de deux côtes égarées dans le centre de la région dorsale.

Observation 12. — Européen du Muséum. 7 cervicales, 12 dorsales, 12 côtes, 6 lombaires, sacrum = 3 + 2 ; coccyx en bon état, à 1re vertèbre libre.

	Mes. absolues.	Rapport à la 10e.
Longueur de la 10e côte.............................	180mm	100.0
— de la 11e côte.............................	160	88.8
— de la 12e côte.............................	130	72.2

	Mes. absolues.	Rapport à total.
Longueur de la région dorsale.......................	268mm	525
— — lombaire......................	242	474
— — — en retranchant la hauteur moyenne d'une vertèbre lombaire............	217	447

La longueur moyenne d'une colonne lombaire est de 195 millimètres sur le squelette monté et son rapport à la totalité de la colonne dorso-lombaire de 411, ce qui fait que celle-ci s'est allongée par l'addition d'une vertèbre au-delà de la proportion indiquée.

La 12ᵉ dorsale est reçue. Les dernière et avant-dernière lombaires sont des 4ᵉ et 5ᵉ ordinaires typiques; ce serait plutôt la 2ᵉ qui s'est dédoublée; rien ne se ressent dans la dernière lombaire du voisinage du sacrum. Cet os et le coccyx sont du reste typiques.

Observation 13. — Squelette d'homme. 7 cervicales, 12 dorsales, 12 côtes, 6 lombaires, sacrum = 3 + 2, 1ʳᵉ coccygienne libre.

Aucune perturbation ni dans l'ensemble ni dans les détails; la 7ᵉ cervicale, les 11ᵉ et 12ᵉ dorsales, la 1ʳᵉ et la 5ᵉ lombaires, en particulier, sont comme à l'ordinaire. 12ᵉ dorsale reçue dans la 1ʳᵉ lombaire. Le point essentiel, c'est qu'aucune partie de la 6ᵉ lombaire ou supplémentaire, et spécialement le bord inférieur de l'une ou l'autre de ses apophyses transverses, ne présente de tendance à un acheminement vers une transformation en sacrée. C'est une 6ᵉ lombaire gratuitement en plus.

Observation 14. — Enfant de huit ans et demi. Laboratoire de M. Broca. 7 cervicales, 12 dorsales, 12 côtes, 6 lombaires, formule du sacrum = 2 + 3, la 5ᵉ n'étant qu'une 1ʳᵉ coccygienne soudée.

12ᵉ dorsale reçue. Apophyses transverses de la 2ᵉ lombaire moins développées que celles de la 1ʳᵉ. Par la largeur de son axe et le moindre développement de ses apophyses transverses, l'avant-dernière lombaire est une 4ᵉ. Par la brièveté verticale de son arc postérieur et par ses apophyses transverses, la dernière est de même une 5ᵉ. Les 1ʳᵉ et 2ᵉ sacrées seules s'articulent avec l'os iliaque. Au-dessous il y a 3 vertèbres libres, la dernière étant une 1ʳᵉ coccygienne soudée. En effet, les bords du canal rachidien sont terminés, il n'y a pas de cornes descendantes, et dans le coccyx cartilagineux qui est au-dessous on ne distingue que 3 pièces.

En somme il y a une vertèbre lombaire en trop, et il paraîtrait que c'est une 2ᵉ dédoublée, ou du moins une supplémentaire qui s'est intercalée entre la 1ʳᵉ et la 2ᵉ; une sacro-iliaque en moins et, par compensation, une coccygienne soudée. Si cette dernière n'était intervenue, ce serait un sacrum à quatre vertèbres. On peut se demander si plus tard, par le progrès de l'âge, la dernière lombaire n'arriverait pas à se souder avec la base actuelle du sacrum.

En tout cas, actuellement c'est un cas de vertèbre sacrée en moins, sans doute une 3ᵉ qui manque, mais avec compensation dans la région lombaire.

Observation 15. — Colonne libre. 7 cervicales, 12 dorsales, 6 lombaires.

Lorsqu'on regarde la colonne par sa partie postérieure, on constate que la terminaison franche de la région dorsale est au-dessous de la 11ᵉ vertèbre; les apophyses transverses ont leur configuration et leur mouvement progressif jusque-là, la 11ᵉ n'a qu'un mamelon terminal. C'est à la 12ᵉ, où la diminution de largeur est brusque, que les apophyses transverses se ramassent sur elles-mêmes et se portent en arrière. C'est à la 12ᵉ dorsale et à la 1ʳᵉ lombaire que se font sentir les tubercules désignés sous le nom de *mamillaire* et de *styloïde*. Ici le premier de ces tubercules, une forte apophyse ascendante, est le plus développé que j'aie jamais rencontré chez l'homme; il a 6 millimètres à la 12e dorsale et 9 à la 1re lombaire. Le tubercule styloïde est ordinaire. Quant à l'apophyse costiforme, nulle à la 12e, elle fait sa première apparition à la 1re lombaire. Enfin, c'est cette 1re qui est reçue et qui par là indique en arrière le commencement des lombes. Concluons que, vu de ce côté, le dos descend d'une vertèbre trop bas et que les lombes descendent d'une vertèbre trop bas aussi.

Regarde-t-on par devant, on trouve les facettes costales du corps des 11e et 12e dorsales à leur place et la 1re lombaire ayant les traits d'une 1re.

Or, il y a 6 vertèbres aux lombes. Les apophyses transverses des trois premières sont normales, celles de la 4e ont leur gracilité et leur brièveté relatives habituelles, celles de la 6e ou dernière ont leur volume et leur antéversion typiques, et celles de la 5e, des caractères intermédiaires entre ceux d'une 4e et ceux d'une 5e. Par les apophyses épineuses on arrive à la même remarque. Quant au corps, la 6e actuelle est seule en coin.

Dernier fait : le quadrilatère de l'arc postérieur des 1re, 2e et 3e lombaires a sa largeur et sa hauteur relatives ordinaires ; il est à peu près normal sur la 4e ; sur la 5e et la 6e, il a la largeur et la hauteur relatives si caractéristiques d'une 5e ordinaire. La conclusion forcée et aussi claire qu'on puisse la désirer, c'est qu'il y a une seconde 4e lombaire, tenant plus d'une 4e que d'une 5e, mais tenant des deux. La seule perturbation sérieuse qui en soit résultée est une sorte de translation de haut en bas, dans l'étendue d'une vertèbre, de tous les caractères propres à la région de transition du dos avec les lombes.

On ne peut trouver un exemple plus simple de compensation ne portant que sur des détails et comparable à un flux et reflux. En ne regardant la colonne que par derrière, on dirait qu'il n'y a que 5 vertèbres; en regardant par devant, les 6 vertèbres sont typiques, mais inégalement, suivant les caractères auxquels on s'attache.

Suivent les longueurs absolues et relatives des deux régions dorsale et lombaire, et en regard les mêmes mesures moyennes sur 13 colonnes libres :

	Sur ce sujet.	Moy. ordinaire.
Longueur dorsale au ruban......................	243mm	241mm
— lombaire au ruban...................	147	140
Rapport de la première au total..... 623	632	
— de la seconde au total...... 377	367	

Il en résulte que l'accroissement absolu et relatif porte presque exclusivement sur la région lombaire, c'est-à-dire que s'il y a des compensations légères de caractères dans la même région, il n'y en a pas, en rapprochant ceci du reste de l'observation, dans la région dorsale qui est au-dessus. Or il n'y en a pas davantage dans la région sacrée.

Observation 16. — Nègre du Burnou, de 18 ans environ. Muséum. 7 cervicales, 12 dorsales, 12 côtes, 4 lombaires, sacrum = 2 1/2 + 2 1/2, 1re coccygienne libre.

Le sommet du sacrum est régulièrement constitué par une vertèbre ayant les caractères d'une 5e sacrée, c'est-à-dire avec cornes sacrées descendantes, etc. La base est non moins normale, le promontoire est à son bord antérieur, se continuant sans hésitation avec le détroit supérieur.

La dernière lombaire, au corps taillé en coin, remplit l'excavation inter-iliaque comme le ferait une 5e ordinaire ; son arc postérieur est aplati de même de haut en bas et allongé transversalement ; ses apophyses trans-verses ne sont pas assez grosses, ni assez en antéversion. Mais voici un fait exceptionnel dont je ne tire du reste aucune conséquence : ses apo-physes articulaires inférieures recouvrent les supérieures du sacrum au lieu d'être *reçues* par elles.

L'avant-dernière lombaire répond assez bien à une 4e, quoique étant de fait une 3e.

En arrière, lorsqu'on compare les vertèbres lombaires entre elles, on trouve un saut dans l'arc postérieur de la 2e à la 3e ; l'une est trop étroite et l'autre trop large, ce serait donc entre les deux qu'il manque une ver-tèbre. De la part des apophyses épineuses mêmes renseignements ; l'une des apophyses franchement rectangulaires du centre de la région fait défaut. De même pour les apophyses transverses, on les retrouve toutes avec leurs traits distinctifs, moins une, la 3e. S'il ne fallait compter avec les adaptations secondaires, c'est donc la 3e lombaire qu'il faudrait regarder comme absente.

Les apophyses transverses des 11e et 12e dorsales sont bituberculeuses, celles de la 1re lombaire sont trituberculeuses, ou mieux, à trois divisions. La facette articulaire du corps de la 12e dorsale est un peu plus haute que d'habitude. La 12e dorsale est reçue par ses apophyses articulaires infé-rieures dans les supérieures de la lombaire, ce qui prouve que la limite du dos et des lombes est bien en ce point. Longueur des dernières côtes de 84 millimètres à droite et 95 à gauche. En haut, du côté de la 1re dorsale et de la 7e cervicale, on ne rencontre aucune particularité à indiquer.

Tout est normal ; la conclusion, c'est qu'il manque une vertèbre lombaire sans compensation, sans que cela ait rien changé au régime des vertèbres dans les deux régions limitrophes. Quant à supposer une vertèbre égarée, il n'y a pas à y songer lorsqu'on voit de quelle façon les apophyses arti-culaires s'engrènent et comment les dimensions des corps en avant se succèdent, etc. Voici la seule singularité aux lombes : la plus longue des apophyses transverses est la seconde, et l'on sait qu'habituellement c'est la troisième. Somme toute, s'il fallait dire quelle vertèbre manque, après avoir rejeté la 1re, la 2e, la 4e et la 5e, on arriverait par exclusion à la 3e.

La longueur du rachis dorsal, mesuré au ruban, est de 245 millimètres, et celle du rachis lombaire de 120, d'où les deux rapports suivants au total, 671 et 329, ce qui est une diminution énorme des lombes par rapport au tout. En ajoutant la hauteur moyenne de l'une des vertèbres lombaires, les chiffres deviendraient 245 et 146, d'où les deux rapports de 624 et de 373. L'équilibre n'est pas encore rétabli, puisque le rapport ordinaire des lombes est de 411. Ce sujet semble donc avoir une forte diminution de vitalité vers les lombes, qui aurait agi en les raccourcissant suivant deux procédés. Cette explication n'est réalisable que dans la première période de la vie intra-utérine.

Observation 17. — Nègre de la collection Serres, Muséum. Os syphilitiques. 7 cervicales, 11 dorsales, 6 lombaires, sacrum $= 2 + 3$, 1re coccygienne libre.

La région cervicale, et notamment sa 7e vertèbre, est normale. 11 dorsales, la dernière et l'avant-dernière ayant les caractères des 11e et 12e ordinaires. La dernière est recouverte par l'avant-dernière et reçue dans les apophyses articulaires supérieures de la 1re lombaire ; cependant la réception est moins parfaite que d'habitude et l'est moins qu'à la lombaire suivante. L'avant-dernière apophyse transverse dorsale est moins tuberculeuse et est assez rapprochée de la côte ; on soupçonne même qu'il a pu y avoir contact entre elles. La dernière est trituberculeuse, tandis que la 1re lombaire n'est que bituberculeuse ; cependant le tubercule styloïde reparaît sur la 2e. Les deux dernières côtes ont bien les caractères de 11e et 12e flottantes.

Longueur de la région dorsale en avant et au ruban, 220 millimètres. Longueur de la région lombaire, 193. D'où les deux rapports de 533 et de 467 au total des deux régions $= 1000$.

	Mesure absolue.	Proportion à l'antépénultième.
Longueur de l'antépénultième côte..............	173mm	1000
— de l'avant-dernière...................	145	828
— de la dernière.	105	606

C'est la moyenne des deux côtés.

Région lombaire formée de 6 vertèbres, dont la 6e libre dans toute son étendue, mais présentant au bord inférieur de son apophyse transverse gauche une poussée osseuse qui se soude au sacrum, mais pas assez pour donner naissance à un trou fermé. Du reste, partout ailleurs elle a tous les caractères d'une 5e lombaire, elle remplit bien l'excavation iliaque comme elle. Le promontoire est au-dessous d'elle à sa jonction avec la 1re sacrée.

En somme, c'est une dorsale de moins, une lombaire de plus, ce qui n'empêche pas la dernière de la région lombaire d'avoir des dispositions à se souder au sacrum.

Observation 18. — Hollandais, Muséum. 7 cervicales, 11 dorsales, 11 côtes, 6 lombaires, sacrum $= 2 \, 1/2 + 2 \, 1/2$, 1re coccygienne libre.

La dernière lombaire a tous les caractères d'une 5e ordinaire, la 1re ceux d'une 1re, sauf qu'elle n'a pas de vestige de tubercule styloïde, mais cela se présente à l'état normal et ne serait pas du reste un motif de la distinguer d'avec la 12e dorsale. La dernière dorsale est reçue dans la 1re lombaire et par là est bien une 12e, mais sa facette costale est très-rapprochée de son bord supérieur, comme si c'était une 11e. En revanche, l'avant-dernière a ses facettes costales beaucoup plus éloignées du bord supérieur, ce qui la fait ressembler à une 12e. On serait donc tenté de croire que le préparateur a interverti les deux dernières, mais les autres caractères prouvent que la dernière est bien à sa place, les apophyses transverses le prouvent entre autres. A part cette légère perturbation des facettes costales des deux dernières dorsales, elles se présentent donc comme de véritables 11e et 12e et l'antépénultième comme une 10e régulière.

	Mesure absolue.	Rapport à l'antépénultième.
Longueur moyenne des antépénultièmes côtes..	205ᵐᵐ	100.0
— des avant-dernières........	180	87.8
— des dernières.............	135	65.8

		Rapport au total.
Longueur de la région dorsale au ruban.......	262ᵐᵐ	538
— lombaire au ruban......	225	461

La région dorsale est donc diminuée et la région lombaire augmentée d'une façon absolue et relative. Somme toute, c'est une dorsale de moins et une lombaire de plus sans que le moindre trouble en résulte.

Observation 19. — Femme européenne. Laboratoire d'anthropologie de M. Broca. 7 cervicales, 12 dorsales, 12 côtes, 5 lombaires, sacrum = 2 1/2 + 2 1/2, 1ʳᵉ coccygienne libre.

Rien de particulier à noter à la 7ᵉ cervicale, aux 11ᵉ et 12ᵉ dorsales et à la 1ʳᵉ lombaire. La colonne dorsale a 268 millimètres de longueur et la colonne lombaire 180. La 12ᵉ dorsale est reçue. Des 5 lombaires, les 4 premières sont libres, la 1ʳᵉ a les caractères ordinaires d'une 1ʳᵉ, la 3ᵉ ceux d'une 3ᵉ, la 4ᵉ ceux d'une 4ᵉ; quant à la 5ᵉ, en partie soudée avec le sacrum, ce qui en est libre appartient bien à une 5ᵉ. Le sacrum a son promontoire normal se continuant avec le détroit supérieur, l'axe horizontal de l'apophyse transverse de sa 3ᵉ vertèbre n'aboutit qu'à 2 ou 3 millimètres de l'extrémité inférieure de la surface auriculaire, en sorte qu'une bonne partie de la vertèbre dépasse au-dessous et est libre. Le sommet de l'os est bien constitué, c'est-à-dire par les deux lèvres en V et tuberculeuses à leur extrémité du canal rachidien ; ce sont les cornes de la 5ᵉ sacrée.

Tout l'intérêt se concentre sur la 5ᵉ lombaire en voie d'annexion au sacrum du côté droit. C'est le deuxième degré. Tout le côté gauche et tout l'arrière de la vertèbre est comme d'ordinaire, les deux lames, les quatre apophyses articulaires, l'apophyse épineuse et l'apophyse transverse gauche notamment. Mais à droite l'apophyse transverse se partage en deux parties : l'une déjà hypertrophiée, dont le bord supérieur et le sommet en antéversion reproduisent cependant la forme de l'apophyse de gauche ; et l'autre supplémentaire, qui s'est formée aux dépens des deux tiers internes de son bord inférieur. Cette dernière va à la rencontre de la partie latérale voisine de la base du sacrum et donne lieu avec elle : 1° en dedans, à un trou de conjugaison incomplet en ce sens que par son côté interne il est formé par le ménisque intact qui réunit le corps de la 5ᵉ lombaire au corps de la 1ʳᵉ sacrée ; 2° en dehors, à une articulation dont les surfaces adossées ont 25 millimètres de longueur transversale. L'épaisseur verticale de la première portion de l'apophyse transverse droite, près de son sommet, mesure 23 millimètres, tandis qu'au même point, sur l'apophyse gauche normale, elle est de 13 millimètres. L'appendice du bord inférieur de l'apophyse droite fait une saillie au-delà du trou de conjugaison formé, de 25 millimètres, tandis qu'à gauche la même longueur totale de l'apophyse est de 14 millimètres. Du reste, l'hypertrophie osseuse s'est communiquée au corps de la vertèbre, car à droite la hauteur de celui-ci est de 27 millimètres et à gauche de 24 seulement.

En somme, un point très-limité du bord inférieur de l'apophyse transverse droite a été le point de départ de cette poussée osseuse, et c'est par continuité que la poussée a gagné le même côté de la vertèbre. Je considère cela comme un deuxième degré, parce qu'il en existe beaucoup où le même travail se montre, mais sans que la jetée osseuse ait atteint le sacrum.

Observation 20. — Egyptien, A. C. 3808 du Muséum. 7 cervicales, 12 dorsales, 12 côtes, 4 ou 5 lombaires. Sacrum comme il suit : 1 vertèbre supplémentaire, 2 sacro-iliaques et 3 libres. 1re coccygienne indépendante et bien caractérisée.

La 7e cervicale a la racine antérieure de son apophyse transverse comme d'habitude et sa racine postérieure allongée en tubercule costiforme, du reste très-court.

Les 11 premières côtes sont normales, la 12e est réduite à un vestige de 2 centimètres de long. Les 11e, 12e dorsales et 1re lombaire sont régulières, la 12e est reçue.

Il n'y a que 4 lombaires libres. La 5e est libre et lombaire par sa partie postérieure, mais soudée en avant avec le sacrum au troisième degré à gauche et au deuxième degré à droite. Le promontoire est encore très-prononcé et maximum à la base normale du sacrum, entre cette vertèbre supplémentaire et la 1re normale, mais il tend déjà à diminuer et à se reformer au bord antérieur du corps de la nouvelle vertèbre. Les deux trous de conjugaison supérieurs produits de cette façon sont situés sur un plan oblique en bas et en avant qui forme avec le plan ordinaire du sacrum un angle obtus se continuant avec le promontoire et le détroit supérieur.

Le sommet du sacrum est formé, non par sa propre vertèbre terminale, mais par la 1re coccygienne, qui ne lui est pas soudée, mais étroitement articulée ; aussi le préparateur a-t-il jugé à propos de l'y fixer solidement. L'une de ses apophyses transverses, seulement s'articule avec l'angle latéral correspondant du sacrum, ce qui fait qu'il n'y a qu'un trou supplémentaire produit par cette annexion.

Si l'on retire cette pièce coccygienne et la lombaire soudée, il ne reste au sacrum que 4 vertèbres produisant trois trous propres. L'os, dans ces conditions, aurait un sommet bien constitué, mais une vertèbre de moins à sa base.

De deux choses l'une, par conséquent : ou il manque une lombaire, celle que nous retrouvons adhérente au sacrum, ou il manque une sacrée. Accessoirement ce cas montre comment se produirait un sacrum à 3 paires de trous seulement.

Longueur de la région dorsale, 233 millimètres. Longueur de la région lombaire se terminant au bord supérieur de la vertèbre soudée, 143 ; *id.*, se terminant au promontoire, 172. Rapport des deux dernières à la longueur dorso-lombaire totale correspondante comme 38,0 et 42,4 : 100.

Observation 21. — Nègre des Antilles (Petit frère). Laboratoire d'anthropologie de M. Broca, 7 cervicales, 12 dorsales, 12 côtes, 4 lombaires libres, la 5e soudée au sacrum (4e degré). Sacrum composé de la 5e lombaire soudée, de 2 sacro-iliaques propres et de 2 sacrées libres. 1re coccygienne indépendante, 3 autres coccygiennes.

Région thoracique de transition normale, 12e dorsale reçue. La longueur du rachis dorsal est de 26 centimètres, et celui des lombes jusqu'au bord supérieur de la 5e lombaire surajoutée au sacrum de 15 centimètres, et en y ajoutant la 1re sacrée (actuellement une 2e), de 17,6 ; ce qui fait que le rapport de la région lombaire à la somme des régions dorsale et lombaire est de 366 dans le premier cas et de 403 dans le deuxième. Dans ce dernier le rapport est rigoureusement normal.

La 5e lombaire est intimement soudée au sacrum par ses deux apophyses transverses hypertrophiées, mais ne l'est qu'incomplétement par le corps et pas du tout par l'apophyse épineuse, les lames et les apophyses articulaires. Il y a trace cependant d'un commencement de soudure sur les apophyses articulaires de droite. Par conséquent, vue par derrière, cette 5e lombaire est demeurée lombaire ; mais vue par devant, elle est tout à fait sacrée. Par devant deux faits appellent l'attention : 1° les deux trous de conjugaison supplémentaires sont complets, mais sur un plan un peu en arrière, et le bord supérieur des apophyses transverses, ou mieux, des masses qui les remplacent, se continue en ligne horizontale avec la crête iliaque à l'endroit de l'épine iliaque postérieure et supérieure, en sorte que la vertèbre annexée remplit exactement l'échancrure inter-iliaque. Ce sont des cas de ce genre qui m'ont fait définir un instant la 5e lombaire : la vertèbre qui remplit ladite excavation. Mais il y a des exceptions, elle remonte quelquefois au-dessus ; 2° le promontoire est double ; l'un, peu indiqué, est au bord supérieur de la 1re sacrée, à l'endroit ordinaire ; l'autre, plus fort, est au bord supérieur de la 5e lombaire. Or voici comment se comporte le détroit supérieur : arrivé à 1 ou 2 centimètres environ du bord du sacrum, il s'élargit, sa branche habituelle qui se rend au bord supérieur de la 1re sacrée s'efface, tandis qu'une branche nouvelle se dessine, se porte obliquement à la rencontre du nouveau promontoire en voie de formation et aboutit au pourtour supérieur du trou nouveau de conjugaison. Autre point : les masses latérales de la vertèbre surajoutée, au lieu d'être horizontales comme les mêmes parties sur un sacrum normal, sont obliques en avant et font un angle obtus avec la face antérieure verticale du sacrum.

C'est la soudure au quatrième degré. Si c'eût été au 5e degré, cet angle obtus serait droit, toute trace de promontoire inférieur aurait disparu, la branche supérieure du détroit supérieur aboutirait à ce promontoire et l'arc postérieur de la vertèbre ne ferait qu'un avec le sacrum.

Observation 22. — Femme de 1m,620. Coll. Tramont. 7 cervicales, 12 dorsales, 12 côtes, 4 lombaires, sacrum à 5 trous doubles, c'est-à-dire à 6 vertèbres, coccyx régulier.

La base du sacrum ou mieux, la face supérieure et les apophyses transverses de la 5e lombaire intimement soudée et devenue sacrée, sont de niveau avec les épines iliaques postérieure et supérieure, en sorte que les surfaces auriculaires se sont accrues par en haut et que le promontoire a remonté de toute l'épaisseur de la nouvelle vertèbre.

Le sommet de l'os est bien conformé, comme s'il était formé d'une 6e sacrée ; la 1re pièce coccygienne, avec ses cornes ascendantes à dessous commençant en talus, est du reste présente.

C'est donc un cas fort simple où, tout demeurant dans le même état, une 3e lombaire est simplement devenue sacrée dans toute son étendue ; la seule modification qui en résulte est un déplacement du promontoire et un développement, également par en haut, de la surface auriculaire.

Observation 23. — Femme de 1.65. Collect. Tramont. 12 dorsales, 4 lombaires, sacrum à 5 trous doubles et 6 vertèbres, dont 4 s'articulant avec l'os iliaque èt 2 libres au-dessous, 1re pièce du coccyx égarée, mais le sommet présente ses deux cornes descendantes et mamelonnées bien caractérisées.

L'axe de la 4e sacrée aboutit exactement à la surface auriculaire. Le promontoire se continue avec le détroit supérieur et est à la base du sacrum. En arrière, une apophyse épineuse forte supportée par ses deux lames et au-dessous un intervalle qui les séparent de la base ancienne du sacrum, c'est là tout ce qui reste pour établir que la sacrée supplémentaire est bien la 5e lombaire absente, et la cause de ces quatre apophyses transverses aboutissant aux os iliaques. La base du sacrum remplit du reste l'échancrure inter-iliaque. Aucun doute n'existe, en somme, que c'est bien le pendant de l'observation précédente, c'est-à-dire une vertèbre détachée de la colonne lombaire et soudée au sacrum.

Observation 24. — Femme Houet, assassinée en 1833. Muséum. 7 cervicales, 12 dorsales, 12 côtes, 4 lombaires, sacrum = 3 + 3.

Tout est normal au-dessus de la région anormale. 12e dorsale reçue. Longueur du rachis 26, centimètres au dos et 16 aux lombes, d'où les rapports au total, de 619 et 381. Les quatre lombaires ont tous les traits des quatre premières. La 4e, notamment, étant bien une 4e, sauf que son corps est taillé en coin. La 5e lombaire fait partie du sacrum auquel elle est soudée de la façon la plus complète. C'est notre cinquième degré le plus avancé. Aussi n'y a-t-il qu'un promontoire franc au niveau du bord supérieur de la vertèbre annexée et se continuant sans hésitation avec le détroit supérieur. D'autre part, le coccyx est complet et détaché, notamment sa 1re vertèbre parfaitement typique, ainsi que le sommet voisin du sacrum.

Le cas est donc simple, il y cinq trous doubles tendant à l'annexion, autant dire à la fusion complète par en haut d'une vertèbre empruntée à la région lombaire où elle manque. Or, la formule est de 3 + 3, ce qui veut dire que la vertèbre nouvelle a chassé la 4e de sa place en contact avec l'os iliaque et en a fait une sacrée libre.

Observation 25. — Nègre de Mozambique. B. 111,202. Muséum. 7 cervicales, 12 dorsales, 12 côtes, 6 lombaires, sacrum = 2 1/2 + 2 1/2, 1re coccygienne non soudée.

Les deux vertèbres de transition de la région thoracique sont moins bien caractérisées que d'habitude peut-être, la 11e surtout. La 12e cependant est *reçue*, a ses apophyses transverses trituberculeuses ; les mêmes le sont aussi sur la 1re lombaire. Toutes les vertèbres lombaires ont leurs caractères particuliers, en supposant que la dernière soit une 5e, l'avant-dernière une 4e, sauf une, celle qui est entre la 2e et la 3e. Ce serait donc celle-là qui s'est ajoutée, soit une nouvelle 2e.

La dernière, ou 6e, remplit exactement l'excavation inter-iliaque, et ne manifeste sa tendance à se joindre au sacrum que par deux points : les deux apophyses transverses, dont le bord inférieur projette une proéminence qui est au deuxième degré à gauche et au premier à droite ; à gauche cette proéminence s'articule avec les parties latérales du sacrum, mais rien de plus ; le promontoire ne témoigne que peu de disposition à se déplacer. Un troisième point manifeste une disposition à devenir sacré, c'est l'apophyse épineuse qui est atrophiée, les deux lames ne se rejoignent pas.

Le sommet du sacrum est bien constitué par une 5e sacrée, les deux terminaisons du canal sont mamelonnées et en cornes descendantes ; trois pièces libres du coccyx sont présentes. Le sacrum se compose de cinq vertèbres donnant lieu à quatre paires de trous, l'axe de l'apophyse transverse de la 3e sacrée tombant juste sur l'extrémité de la surface auriculaire.

Conclusion, c'est un cas simple. Le sacrum est rigoureusement normal. Mais il y a une lombaire supplémentaire qui témoigne de dispositions à se faire sacrée. C'est le deuxième degré de transformation.

Longueur du rachis dorsal, 230 millimètres. Longueur du rachis lombaire, 132 jusqu'au bord supérieur de la lombaire de supplément, et 163 jusqu'au vrai promontoire. D'où les rapports des deux longueurs lombaires au total correspondant dorso-lombaire : 364 et 415. Les six lombaires occuperaient donc la même étendue relative que cinq lombaires normales, tandis que les cinq supérieures occuperaient une étendue moindre.

Observation 26. — Italien, B.111,218 du Muséum. 7 cervicales, 12 dorsales, 12 côtes, 6 lombaires, sacrum = 2 + 3, 1re coccygienne soudée.

C'est un cas analogue au précédent, c'est-à-dire de 6e lombaire allant à la rencontre du sacrum par son apophyse transverse gauche et en étant au deuxième degré, mais un peu plus avancé. L'arc postérieur, le corps et le côté droit sont encore lombaires ; le côté gauche antérieur n'est pas encore sacré. De ce côté, la division qui, dans le cas précédent, séparait encore le corps de l'apophyse transverse et son sommet de la proéminence développée aux dépens de son bord inférieur n'est plus appréciable. La masse apophysaire s'articule tout entière avec la surface iliaque qui a augmenté de hauteur de ce côté, et le trou de conjugaison nouveau est complet. L'union avec le sacrum n'est qu'une articulation non encore ankylosée.

Mais voici où est l'intérêt de ce cas. Le côté gauche a ainsi cinq trous de conjugaison et est un sacrum à 6 vertèbres, tandis que le côté droit n'a que quatre trous et un sacrum à cinq vertèbres. Or, de ce côté normal, l'axe de chacune des trois vertèbres sacro-iliaques aboutit à son endroit ordinaire de la surface auriculaire, la dernière un peu plus bas cependant, c'est-à-dire juste à son extrémité inférieure. Du côté anormal, les rôles sont changés, la surface auriculaire est remontée en masse, le bord iliaque inférieur est même remonté aussi et se trouve plus haut que celui du côté opposé ; en sorte que ce sont la 5ᵉ lombaire, la 1ʳᵉ et la 2ᵉ sacrées qui s'articulent avec la surface auriculaire, l'axe de la 2ᵉ aboutissant à quelques millimètres au-dessus de son extrémité inférieure, là où aboutit d'ordinaire l'axe de la 3ᵉ ; enfin la 3ᵉ est devenue tout à fait libre. Par conséquent, l'hypertrophie de la dernière lombaire la portant à devenir sacrée, appelle à elle la surface auriculaire et repousse la 3ᵉ sacrée qui, de sacro-iliaque, devient sacro-libre. Elle faisait partie du sacrum nécessaire, elle fait partie du sacrum complémentaire, c'est-à-dire du 1ᵉʳ segment de la queue. C'est la compensation de proche en proche prise sur le fait. Une vertèbre lombaire devient sacrée, la 1ʳᵉ sacrée devient 2ᵉ sacrée et ainsi de suite.

Longueur du rachis dorsal, 33 centimètres, et du rachis lombaire, 24, la limite supérieure des lombes étant le bord supérieur de la 1ʳᵉ lombaire qui, en arrière, *reçoit*, comme d'ordinaire, la 12ᵉ dorsale et la limite inférieure étant le promontoire intermédiaire à la 6ᵉ lombaire supplémentaire et à la base du sacrum, le seul appréciable ici. D'où les deux rapports suivants au tout : 579 et 421.

Observation 27. — Nègre Malgache de 55 ans, Muséum. 7 cervicales, 12 dorsales, 5 lombaires, formule du sacrum à droite 2 + 2, à gauche 3 + 2, 4 coccygiennes libres.

Tout est normal, sauf au sacrum : à sa base existe une lombo-sacrée ou, si l'on préfère, une 6ᵉ lombaire soudée par l'une de ses apophyses transverses, la gauche, à la partie voisine du sacrum ; c'est mon troisième degré de soudure, c'est-à-dire que l'articulation qui caractérisait le deuxième degré s'est synostosée. A droite, tout est bien lombaire, c'est l'apophyse transverse, grosse et en antéversion, non d'une 6ᵉ, mais d'une 5ᵉ lombaire normale. En arrière, l'apophyse épineuse manque, les lames ne se rejoignent pas. La vertèbre en masse comble exactement l'intervalle iliaque, comme cela s'observe à cette période de soudure ; il y a deux promontoires, l'un au bord supérieur de la vertèbre lombo-sacrée, l'autre à sa jonction avec la sacrée pure suivante. Le premier est le plus fort, c'est à lui qu'aboutit la division supérieure, la plus marquée, de la ligne du détroit supérieur à gauche, tandis qu'à droite, la même ligne aboutit au promontoire inférieur. Autre conséquence de cette transformation d'une lombaire en sacrée ou réciproquement : à gauche, trois vertèbres s'articulent avec la surface auriculaire, et deux seulement à droite. Enfin à gauche, il y a cinq trous sacrés et à droite 4.

Au sommet du sacrum et dans son segment complémentaire, tout est normal ; une 5ᵉ sacrée ordinaire avec ses cornes coccygiennes termine le premier. Au-dessous se voient la 1ʳᵉ coccygienne libre et trois autres.

En somme, c'est le cas le plus simple qu'on puisse imaginer. A gauche, c'est un sacrum à six vertèbres, quelle que soit la nature de la 6ᵉ supplémentaire ; à droite, c'est un sacrum normal à cinq vertèbres.

Observation 28. — Chinois de Batavia, Muséum. 7 cervicales, 12 dorsales, 5 lombaires, sacrum à cinq trous et six vertèbres avec cette formule 3 + 3, la vertèbre supérieure étant constituée par une 6ᵉ lombaire soudée au quatrième degré, et l'inférieure par une 1ʳᵉ coccygienne soudée.

La 6ᵉ lombaire, ou 1ʳᵉ sacrée, est intimement soudée en avant par les apophyses transverses et le corps, et en arrière par le sommet de l'apophyse épineuse, un intervalle persistant entre ses lames et celles de la vertèbre suivante. Chose assez rare, il n'y a pas de promontoire accusé ; avec de l'attention cependant, on le découvre à l'union de la vertèbre suspecte et de la 2ᵉ. Le détroit supérieur s'efface en approchant du sacrum, mais sa trace aboutit à ce promontoire. C'est la preuve que la base primordiale de l'os est en ce point et que la lombaire veut se détacher.

Le sommet de l'os est formé par une 1ʳᵉ coccygienne qui, en se soudant, n'a cependant produit qu'un seul trou supplémentaire à gauche. Sur la dernière vertèbre sacrée propre se voient encore les deux cornes mamelonnées et descendantes habituelles, et sur la vertèbre coccygienne annexée, les cornes ascendantes au contraire qui lui sont propres.

Par conséquent, si l'on enlevait cette pièce coccygienne, le sacrum n'aurait plus que quatre trous doubles produits par cinq vertèbres, c'est-à-dire qu'il serait régulier. D'autre part, les lombes ont leurs cinq vertèbres. Donc la 1ʳᵉ sacrée, que l'on serait en droit de regarder comme une 6ᵉ lombaire, par analogie avec d'autres cas et en la regardant par derrière, est bien une sacrée, mais mal soudée et se détachant.

Une sacrée qui se détache simule donc tout à fait, mais en sens contraire, une lombaire qui se soude, et se prononcer entre les deux hypothèses est bien difficile.

Observation 29. — Nègre venant de Chaussier. Laboratoire de l'Institut anthropologique. 7 cervicales, 12 dorsales, 5 lombaires, une 6ᵉ lombaire soudée au troisième degré à gauche et au second degré à droite, sacrum = 3 + 3, 1 coccygienne soudée.

La 12ᵉ dorsale est reçue. Les apophyses transverses de la 1ʳᵉ lombaire ressemblent plutôt à celles d'une 12ᵉ dorsale ; elles sont courtes, quoique à trois tubercules bien accentués. Longueur du rachis dorsal, 267 millimètres, et du rachis lombaire, 180, si l'on va jusqu'au promontoire supérieur ; 205, si l'on va à l'inférieur, le véritable du reste.

Du côté gauche, en effet, on voit le détroit supérieur se bifurquer, l'une de ses deux divisions, l'inférieure se diriger horizontalement avec une sensible disposition à s'abaisser et à aboutir au promontoire vrai, celui de la base actuelle du sacrum, et l'autre prendre la direction oblique en haut d'un promontoire en voie d'espérance au bord supérieur de la 6ᵉ lombaire. Du côté droit, rien de semblable. A gauche se dessine au dépens des parties latérales en voie d'annexion, un plan oblique qui forme un angle avec le plan vertical de la face antérieure du sacrum ; un trou supplémentaire est dans ce plan ; à droite, ni plan oblique nouveau, ni trou en voie de formation. A gauche, la formule du sacrum est 3 + 3 et à droite 2 + 2 ; la seule différence, c'est que la troisième sacrée atteint l'extrémité inférieure de la surface iliaque d'un côté et tombe au-dessous de l'autre côté.

Le sommet du sacrum est formé par une coccygienne soudée, mais douteuse.

En somme, c'est une sacrée supplémentaire de la base (ou 6e lombaire si l'on veut) soudée. A peine au troisième degré en avant et à gauche, et au second degré en avant et à droite avec toutes les conséquences habituelles.

Observation 30. — Flamand du Muséum, 7 cervicales, 12 dorsales, 5 lombaires, sacrum = 3 + 2.

Il s'agit encore d'une de ces lombo-sacrées dont l'interprétation est difficile. Dans l'hypothèse que c'est une 6e lombaire soudée au sacrum, ce serait le cinquième degré. Cette 6e remplirait complétement l'échancrure inter-iliaque et même remonterait plus haut. Il y a deux promontoires, l'un primitif et plus prononcé, auquel aboutit principalement le détroit supérieur, et situé à la jonction de cette vertèbre (6e lombaire ou 1er sacrée) et de la sacrée suivante ; l'autre, placée à la base apparente et actuelle du sacrum, au niveau du bord supérieur de la vertèbre annexée.

Le sacrum, en somme, a cinq trous doubles, la première paire étant due à l'addition d'une vertèbre par en haut.

Observation 31. — Squelette d'Annamite, homme. Laboratoire d'anthropologie de M. Broca. 7 cervicales, 12 dorsales, 12 côtes, 5 lombaires. Sacrum = 3 + 3, 1 coccygienne soudée.

Ce sujet présente quelques anomalies de détail au-dessus du sacrum. Sa 12e dorsale est tout au plus bituberculeuse, sa 1re lombaire l'étant seule franchement. La même 12e est recouverte et recouvre ; c'est la 1re lombaire qui usurpe son caractère et a ses apophyses articulaires inférieures reçues. D'autres détails font voir qu'il y a eu trouble à la jonction de la région thoracique de transition et de la région lombaire, et qu'il y a des tendances de la part de la 1re lombaire à revêtir les caractères d'une 12e dorsale (sauf de la part des côtes).

Le sacrum a cinq paires de trous, trois vertèbres s'articulant avec l'os iliaque, et trois au-dessous, dont une formée par la 1re coccygienne annexée. Or, la 1re sacrée ressemble moins à une sacrée qu'à une 6e lombaire, et est en partie détachée. Elle est soudée par toute la longueur de ses apophyses transverses, par son corps et par ses apophyses articulaires, mais libre par ses lames et son apophyse épineuse ; entre celles-ci et l'arc de la 2e sacrée, règne un intervalle de 18 millimètres au milieu. D'autre part les sommets des apophyses transverses sont libres et en antéversion comme sur une dernière lombaire ; le détroit supérieur se dédouble, la branche inférieure s'abaisse pour aller à la rencontre d'un promontoire formé aux dépens de la 2e vertèbre du sacrum et à son bord supérieur, la branche supérieure s'élevant pour aller former un second promontoire de même valeur, à la base même du sacrum, ou base de la vertèbre suspecte ; enfin le bord supérieur des apophyses transverses de la vertèbre supérieure en question, est presque de niveau avec l'épine iliaque postérieure et supérieure, et rappelle encore une dernière lombaire soudée ou non au sacrum, comblant l'échancrure inter-iliaque.

Quant à la dernière lombaire, elle ressemble à une 4e plus qu'à une 5e, surtout par ses apophyses transverses, grêles et courtes.

Fait particulier! Le bord inférieur de son apophyse transverse droite, tend à pousser une pointe par en bas, qui rappelle mon premier degré de transformation d'une lombaire en sacrée. La force d'assimilation du sacrum n'est donc pas épuisée.

Un problème difficile se pose donc ici. S'agit-il d'une 6e lombaire qui s'est soudée au sacrum et dont la soudure serait au cinquième degré, ou bien d'une 1re sacrée qui se détache et voudrait s'ajouter aux lombes. Ce sont les caractères anatomiques qui plaident en faveur de la première hypothèse et surtout l'analogie avec d'autres cas du même genre, il y aurait une lombaire supplémentaire, une 3e dédoublée peut-être, car la 4e est présente avec ses caractères et se trouve être la dernière. Mais alors il manquerait une sacrée puisque celle-ci retranchée, ainsi que la coccygienne soudée, il n'en resterait que 4 au sacrum. En faveur de la seconde considération, il faut répéter ceci : que la coccygienne étant admise comme soudée au sommet du sacrum, l'os reste avec son compte de cinq vertèbres; puis noter que trois vertèbres s'articulent avec l'os iliaque.

Somme toute, il y a une profonde perturbation dans cette colonne : 1° la 1re lombaire tend à se changer en 12e dorsale; 2° une 3e lombaire semble s'être dédoublée; 3° une première pièce du sacrum semble tout à la fois une 5e lombaire aux trois quarts soudée et une 1re sacrée un peu repoussée en haut; 4° la 1re pièce du coccyx est soudée au sacrum. Tout cela accuse un trouble général avec des compensations tendant à se produire.

La longueur dorsale est de 240, celle des lombes jusqu'au promontoire formé à la base du sacrum, de 172 et jusqu'au second promontoire intermédiaire à la vertèbre suspecte et à la vertèbre suivante de 202. En sorte que le rapport des lombes au total du dos et des lombes est de 417, et de 454 suivant la limite adoptée. Dans les deux cas, la région lombaire est plus longue que dans notre moyenne de squelettes de toutes provenances, surtout d'Européens. Mais les proportions du tronc ne sont plus les mêmes dans les races jaunes!

Observation 32. — Kanake de l'archipel Hawaï, Muséum. 7 cervicales, 12 dorsales, 5 lombaires, sacrum = 3 + 2, sommet en mauvais état.

Il est probable qu'il existait trois vertèbres au-dessous de l'os iliaque, car des trois iliaques, l'une est plus que suspecte d'être, soit une sacrée supplémentaire, soit une 6e lombaire soudée. Voici pourquoi : entre l'arc postérieur de cette 1re sacrée suspecte et l'arc de la suivante, il y a un hiatus. Il y a deux promontoires, l'un au bord supérieur de la base apparente du sacrum, l'autre à la jonction de la première et de la seconde pièce; or ce dernier est le plus fort, et c'est vers lui que se dirige la ligne du détroit supérieur, en s'abaissant. Les deux trous supérieurs sont situés sur un plan oblique, faisant un angle obtus avec le plan antérieur de tout le reste du sacrum. Enfin la 4e sacrée a son apophyse transverse qui s'élève obliquement pour aboutir presque au niveau de la surface auriculaire. En l'absence du sommet du sacrum, je me borne donc à incliner pour une 6ᵉ lombaire soudée au cinquième degré.

Observation 33. — Nègre du Mozambique. Muséum, B. 111.200. 7 cervicales, 12 dorsales, 5 lombaires, sacrum = 3 + 3. Sommet du sacrum en mauvais état.

C'est une soudure complète d'une 6ᵉ lombaire à la base du sacrum avec déplacement complet du promontoire, ou un cas de sacrée supplémentaire à la base, réagissant de haut en bas sur les autres sacrées.

Observation 34. — Nubien rapporté de l'île d'Éléphantine, par M. Broca. 7 cervicales, 12 dorsales, 5 lombaires, sacrum = 4 + 2 ou 3 1/2 + 2 1/2.

C'est l'exemple le plus parfait de l'union complète d'une 6ᵉ lombaire ou d'une sacrée supplémentaire avec la base ordinaire du sacrum.

Longueur dorsale au ruban 270 millimètres ; longueur lombaire 188. 12ᵉ dorsale reçue. La 5ᵉ lombaire laisse à désirer sous ce rapport par la largeur de son arc postérieur comparée à sa hauteur, et par ses apophyses intermédiaires, comme volume et longueur entre une quatrième et une cinquième ; elle ressemble à une quatrième.

La base manifeste du sacrum est plus élevée que d'habitude par rapport au détroit supérieur, et cependant, la 5ᵉ lombaire au-dessus, a le bord supérieur de ses apophyses transverses en ligne horizontale avec le faîte des crêtes iliaques. Les deux trous supplémentaires produits par cette vertèbre supplémentaire, sont placés dans le même plan de la face antérieure du sacrum que les quatre trous doubles suivants. Le promontoire est, comme de raison, au bord antérieur de la vertèbre nouvelle, et le détroit supérieur y aboutit en se relevant un peu.

Il n'y a aucun relief, aucun vestige de promontoire inférieur à l'union de la 1ʳᵉ et de la 2ᵉ sacrée de fait.

C'est, en somme, un cinquième degré avancé de soudure, tant en arrière qu'en avant, dans l'hypothèse qu'il s'agit d'une 6ᵉ lombaire annexée. L'axe de la 4ᵉ sacrée aboutit à l'extrémité inférieure de la surface articulaire iliaque. Le sommet du sacrum est douteux, les mamelons des cornes descendantes sont sessiles. On ne peut pas affirmer que la 1ʳᵉ coccygienne ne soit pas soudée.

Observation 35. — Squelette de femme. Collect. Tramont. 7 cervicales, 12 dorsales, 5 lombaires, 6 sacrées ou 3 + 3, 3 coccygiennes libres.

Ceci est un exemple de la plus fréquente de toutes les anomalies, la soudure de la 1ʳᵉ pièce du coccyx, sans qu'il en résulte le moindre trouble ailleurs. Chacune des cinq lombaires ont leurs caractères propres, notamment la 1ʳᵉ, la 3ᵉ, la 4ᵉ et la 5ᵉ qu'on peut reconnaître ordinairement à part. La base du sacrum est également typique ; la face antérieure forme un plan vertical qui s'arrête au promontoire, ici très-accusé, unique, et dans son lieu d'élection au bord antérieur de cette base ; le détroit supérieur se continue avec ce promontoire. Trois vertèbres sacrées s'articulent avec l'os iliaque, la 3ᵉ arrivant à 5 millimètres environ au-dessus de son extrémité inférieure. Trois autres vertèbres sont au-dessous, la dernière formée par une 1re coccygienne qui s'est soudée au sommet ordinaire de l'os : 1° par son corps, 2° par ses deux apophyses transverses en donnant naissance à deux trous supplémentaires de conjugaison, 3° par ses cornes ascendantes qui se sont synostosées avec les cornes descendantes habituelles du sacrum. Tout ici est donc typique. Le sacrum a 5 trous doubles, 6 vertèbres. Au-dessous se trouve le reste du coccyx entier et libre, la 2e pièce devenue une 1re isolée, les deux autres soudées en une colonnette.

Il est une remarque à faire cependant : c'est que, d'une manière générale, tous les éléments du sacrum sont un peu exhaussés, la base est un peu plus haute, la ligne de séparation de la 4e avec la 5e sacrée est très-près du bord inférieur de l'os iliaque. C'est là un fait ordinaire dans le sacrum à cinq trous, comme si l'addition d'une vertèbre par en bas tendait à refouler le tout. Le bord supérieur de la 5e lombaire est lui-même plus haut que d'habitude.

Observation 36. — Italien, 3242 du Muséum. 7 cervicales, 12 dorsales, 5 lombaires, sacrum = 3 + 3, 1re coccygienne soudée.

C'est un autre cas aussi simple, sauf que la soudure ne s'est pas faite par l'une des apophyses transverses, la droite, ce qui n'ajoute qu'un trou par en bas. La face antérieure du sacrum n'a donc que quatre trous à droite et cinq à gauche. Les cornes caractéristiques descendantes de la 5e sacrée et ascendantes de la 1re coccygienne, se touchent seulement du côté droit et sont soudées à gauche. Au-dessous, se voit le coccyx libre à quatre pièces, ce qui fait qu'en cette circonstance il en avait cinq. Base du sacrum classique. Les 1re, 3°, 4° et 5e lombaires ont leurs signes caractéristiques. 12° dorsale reçue.

Observation 37. — Collect. Tramont. 7 cervicales, 12 dorsales, 5 lombaires, sacrum = 3 + 3, 1re coccygienne soudée.

C'est le pendant du cas précédent sous un rapport, avec un enseignement de plus. Tout est parfaitement typique aux lombes, notamment la 5e lombaire. Base du sacrum ayant son promontoire normal à son bord antérieur, à la hauteur voulue ; en sorte que la 5e lombaire étant ajoutée, l'excavation inter-iliaque serait comblée. 1re coccygienne soudée par son corps, par ses cornes, par ses apophyses transverses de gauche, mais pas par celles de droite. Donc sacrum à 6 vertèbres, l'axe de la 3e aboutissant à un ou deux millimètres de l'extrémité inférieure de la surface iliaque, ce qui donnerait, à la rigueur, le formule suivant : 2 1/2 + 3 1/2. D'où quatre trous à gauche, et cinq à droite. Rien donc ne paraît plus simple que ce cas.

Eh bien, non ; si l'on examine la partie inférieure des cornes ascendantes coccygiennes, soudées avec les cornes descendantes de la 5e sacrée, on s'aperçoit qu'à gauche cette partie est en talus, autrement dit, que l'extrémité du bord du canal rachidien en V est décidément terminée de ce côté. A droite, au contraire, la même partie est mamelonnée, saillante et se projette en bas, comme si elle tendait la main à une pièce coccygienne, de ce côté le bord du canal rachidien n'est donc pas terminé. La conclusion à en tirer, c'est qu'une vertèbre coccygienne s'étant annexée au sacrum et le premier segment caudal étant ainsi terminé, s'il reste une grande exubérance de production osseuse, cette vertèbre devenue sacrée, jouera le rôle d'une 5e sacrée vis-à-vis du coccyx, et tendra la main à sa seconde pièce, ce qui laisse à supposer que cette seconde pièce pourra adapter et devenir à son tour une vraie 1re coccygienne.

C'est en effet du côté à cinq trous complets, que les cornes ascendantes de la pièce annexée se sont transformées en cornes descendantes.

Je possède plusieurs observations où ce fait se répète des deux côtés, mais elles sont moins démonstratives que celle-ci.

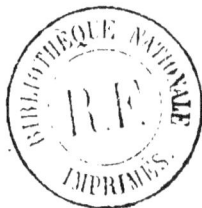

Paris. — Typographie A. HENNUYER, rue d'Arcet, 7.

www.ingramcontent.com/pod-product-compliance
Lightning Source LLC
Chambersburg PA
CBHW050615210326
41521CB00008B/1265